重启吧！我的健康人生

THE FOUR PILLAR PLAN

[英] 兰根 · 查特吉博士　著
（Dr Rangan Chatterjee）

[英] 苏珊 · 贝尔　摄影
（Susan Bell）

王　琳　译

中国科学技术出版社
·北　京·

北京市版权局著作权合同登记　图字：01-2024-1315

图书在版编目（CIP）数据

重启吧！我的健康人生 /（英）兰根·查特吉博士 (Dr Rangan Chatterjee) 著 ;（英）苏珊·贝尔 (Susan Bell) 摄影 ; 王琳译 . -- 北京 : 中国科学技术出版社 , 2024.5（2025.1 重印）
书名原文 : The Four Pillar Plan
ISBN 978-7-5236-0548-6

Ⅰ . ①重… Ⅱ . ①兰… ②苏… ③王… Ⅲ . ①保健－基本知识 Ⅳ . ① R161

中国国家版本馆 CIP 数据核字 (2024) 第 044588 号

执行策划	黄　河　桂　林
责任编辑	申永刚
策划编辑	申永刚　宋竹青
特约编辑	钟　可
封面设计	东合社·安宁
版式设计	孟雪莹
责任印制	李晓霖
出　　版	中国科学技术出版社
发　　行	中国科学技术出版社有限公司
地　　址	北京市海淀区中关村南大街 16 号
邮　　编	100081
发行电话	010-62173865
传　　真	010-62173081
网　　址	http://www.cspbooks.com.cn
开　　本	787mm × 1092mm　1/16
字　　数	125 千字
印　　张	18
版　　次	2024 年 5 月第 1 版
印　　次	2025 年 1 月第 5 次印刷
印　　刷	深圳市精彩印联合印务有限公司
书　　号	ISBN 978-7-5236-0548-6/R · 3200
定　　价	79.80 元

（凡购买本社图书，如有缺页、倒页、脱页者，本社销售中心负责调换）

•••

我才是健康的第一责任人。

从改变旧有陋习开始，

从小事做起，

从最容易的事做起……

简单的 4 项生活方式打卡计划，

就能让每个人都拥有活力与健康。

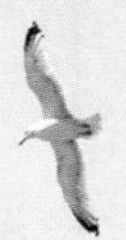

谨以此书献给我的父亲

你对我的影响远非如你所知。

真希望你还在我身边。

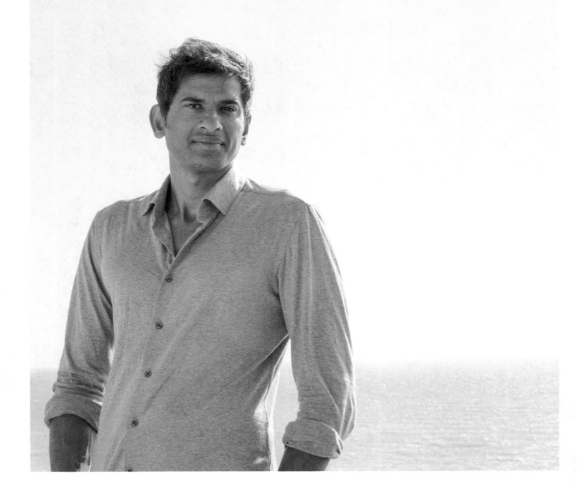

权威推荐

THE FOUR PILLAR PLAN

马修·沃克（Matthew Walker）
畅销书《我们为什么要睡觉？》（*Why We Sleep*）作者

查特吉博士确保我们在阅读了《重启吧！我的健康人生》后，身心都将处于良好的健康状态。

凯利·布罗根（Kelly Brogan）
《纽约时报》畅销书作家，ABIHM 医学博士

查特吉博士从独特的角度出发，引领我们进入一个新的治疗模式。他的治疗模式以个性化的生活方式为前提。它性价比高，有弹性，意在根治疾病而不只是解决表面问题。当今世界上没有哪个医生能比查特吉更让我信心十足。

达拉斯·哈特维格（Dallas Hartwig）
Whole30 饮食法提出者，《纽约时报》畅销书《Whole30 饮食法》（*The Whole30*）作者

查特吉博士用前沿科学、临床经验，带领患者走向更健康的未来。他想通过简单的、综合的 4 项生活方式支柱提案，让每个人都能拥有活力与健康，而不是通过复杂的工程或昂贵的医疗产品来获得健康。查特吉医生的未来医学从你的家和厨房入手，让你走上健康生活的捷径。

阿米莉亚·费尔（Amelia Freer）
美国营养学家，《烹饪·滋养·发光》（*Cook. Nourish. Glow*）作者

生活中的持续压力有很多。本书将帮助你在这个混乱、繁忙的世界中保持冷静和理智。

刘　宇
世界马拉松六大满贯六星完赛者，《因梦致远：我的“玄奘之路”》作者

本书是一部指导现代人科学生活的实用指南和健康福音，文字通俗易懂，内容老少皆宜，越早践行，越早获益。

作者兰根·查特吉博士认为，高质量的健康生活方式，要从休息、饮食、运动、睡眠，这些看似再平常无奇不过，恰恰又被许多人熟视无睹甚至漠视的四大要素入手，从改变旧有陋习开始，从小事做起，从最容易的事做起，比如强迫休息、规律睡眠、节制饮食、力所能及的运动。重要的是坚持，愿大家将好的生活方式培养成终身习惯。

王盖盖（Wang Gaigai）
大外交青年智库（GDYT）创始人兼理事长，湾山友俱乐部（WSY Club）创始人

兰根·查特吉博士从他的行医经验与心得出发，建构了以“休息”“饮食”“运动”“睡眠”四大要素为核心的互联互通均衡健康理念，并从生活的诸多方面给到了读者很多更科学、更具体的建议。在我看来，《重启吧！我的健康人生》是一名作家对某一种健康生活方式的普及、一名医学工作者对英国医学教科书的挑战、一名医生对疾病治疗方案的优化思考，还是一本能够看到一名英国人对中国哲学、医学以及健康与养生文化的创新实践的书。

张　萌
作家，代表作《人生效率手册》

查特吉博士的“健康4步法”易于实施，效果显著。它不是一本简单的关于健康的书，而是一本关于如何通过改变生活方式提升工作效率和生活质量的宝典。本书不仅提供了科学实证的健康建议，还结合了个人实践经验，为我们呈现了一种全面而系统的健康生活方案。这些实用技巧和行动指南，让人在紧张的工作中也能轻松实践，有效提升生活质量。对于渴望在繁忙生活中找到健康平衡的人来说，我推荐这本书。

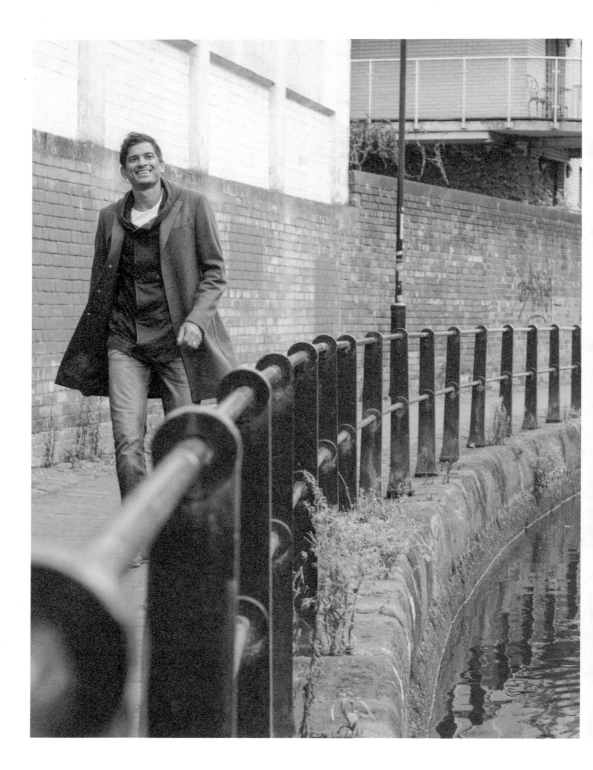

序　言

THE FOUR PILLAR PLAN

休息、饮食、运动、睡眠，“均衡互通”的健康观，效果何以如此出人意料？

大家都知道某些生活方式对我们的身心健康有害，但还是对此不以为意。我们都知道不应该吸烟，也知道每天在办公桌前坐 8 个小时肯定对健康无益，还知道应避免摄入过多的糖分。也许我们不太熟悉的一个观念是：我们的生活方式能变成一剂良药。抱持这样的想法能使我们避免不良习惯、养成正确的生活方式，进而改善我们的健康状况，甚至还可以使 2 型糖尿病、肥胖症或是抑郁症等慢性疾病渐渐消失。

健康与疾病根源，教科书不会告诉你

无论是在健康问题还是医学实务上，我们的认知方式都存在问题。它让我们忘记了这样一个事实——人体绝不像高度概括的教科书中所说的那样，如机械一般精准运行；相反，人体是一套高度发达的生物系统，它完全处于互联互通的状态中。

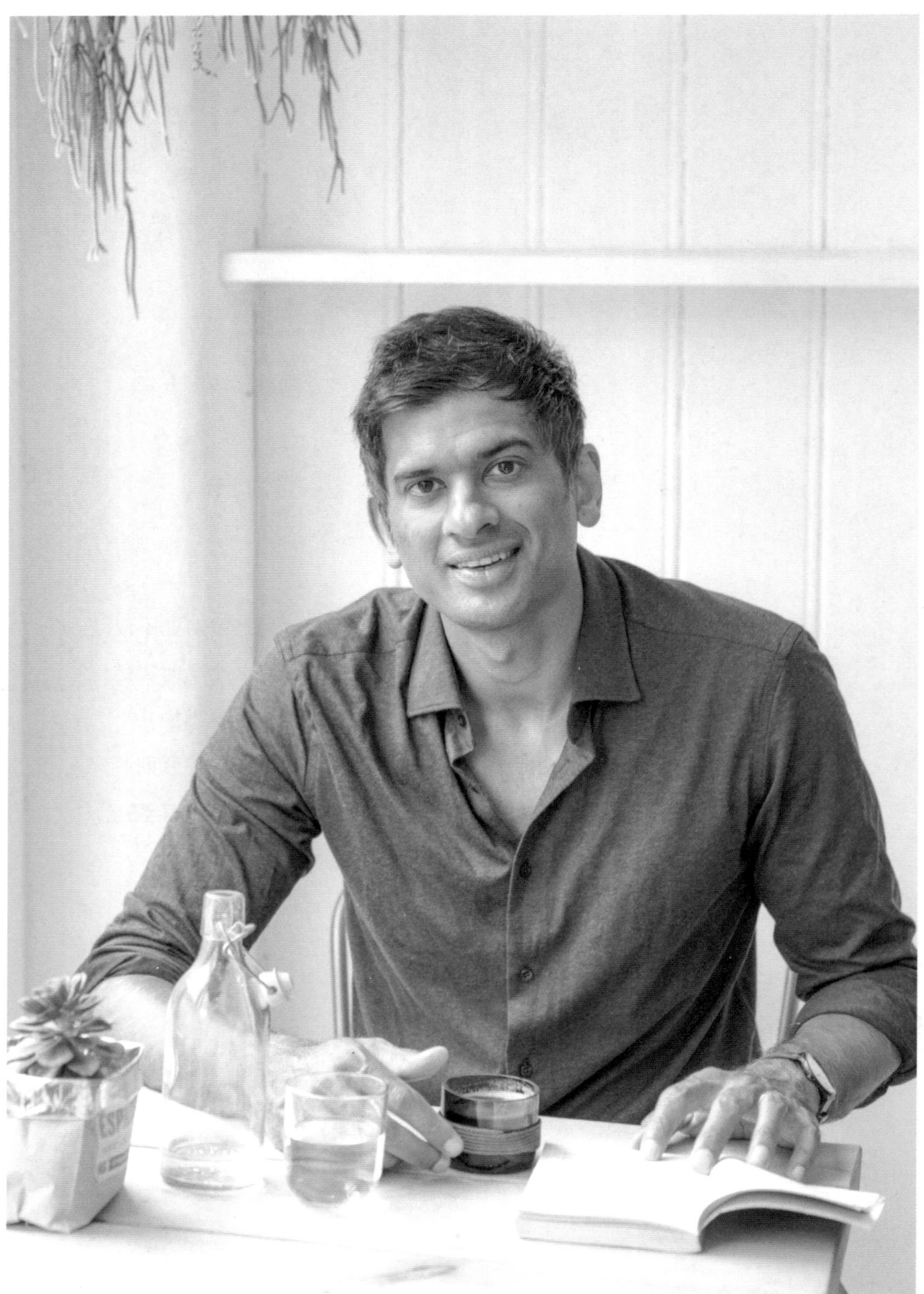

多年以来，医生一直在尝试治疗一种被称为“慢性疲劳综合征”的疾病。该疾病使我们前所未有地沮丧，因为我们似乎对它无能为力。医学研究者绞尽脑汁也未能制订出有效的治疗方案，我认为这是因为医学研究者们始终在寻找单一的病因及治疗方法，而身体的互联互通性决定了疾病的病因并不单一。

令我兴奋的是，在此基础上，一些研究已深入“不可治愈”的情况，比如阿尔茨海默病。尽管这些研究目前还处于起步阶段，大量工作有待开展，但至少在这个领域，我们可以看到，多管齐下的方法正在取得值得期待的成果。

我把这种方法称为“渐进式医疗”。这种疗法思想的核心是在分析健康或疾病的起因时，必须尽可能考虑更多的因素。由于我们的身体是高度互联互通的，即便是彼此分开的部位也会相互影响，因此，任何一种具体疾病的病因都不太可能一目了然。

身体部位各自为政，咔——系统崩溃

在担任全科医生的几年中，我逐渐意识到：我为患者开出具体的药物，帮助他们暂时抑制疾病的症状，却未能找出疾病的根源。如果某位患者存在抑郁症的症状，我们就会按通常的教科书式诊断法，认定其为一种由大脑化学物质的失衡引起的心理问题，接着医生便开具抗抑郁处方。

但我发现，抑郁症及其他诸多疾病往往是由不良的饮食习惯、压力过大或缺乏锻炼导致的，并且更可能是上述三种因素交叉影响的结果。皮疹也不例外，按照医学教科书，我们会给皮疹患者开具类固醇药膏之类的处方，但皮疹只是该疾病的一种浅层症状。人们几乎意识不到皮疹的病因复杂多样，其中包括免疫系统的过度反应，这种过度反应可能是患者对某种食物不耐受、肠道细菌异常甚至压力过大所导致。既然如此，我们为什么要做隔靴搔痒的无用功，而不去根治疾病呢?

我们的治疗方案必须更全面，即综合考虑患者生活中的方方面面：他们睡得如何？他们吃了什么？他们在工作时会久坐吗？他们是否一直玩智能手机或平板电脑？

人体内在的互联互通系统，它会处理身体各部位受到的多重入侵，且不同部位的应对能力有所不同。如果各部位不加以配合，久而久之，这个系统将趋于松散并最终崩溃。

每个人崩溃的临界点不同，或者说阈值不同，这就是“阈值效应”。我喜欢把这个过程比作玩杂耍：大多数人可以同时玩两个球，有些人甚至可以同时玩三四个球。但是在扔给他们第五个时，他们就会丢掉所有的球。我们的身体会在这个临界点生病，生病时可能表现为皮肤不适、血糖失常、情绪障碍或睡眠障碍。因此，我的治疗方法强调根源，而不是表象。

治疗方案的不全面也是我们只能治愈20%左右患者的原因。此外，我们身体某个部位出现的症状，其根源往往是医学学习没有告诉我们的另一个部位。正因这样，我才坚信，在未来的医学领域将会有更多的医生成为超级通才，而不是超级专才。正如我们对人体的理解始终不断深入一样，医学实践同样也需要不断演进。我们良好的健康状态来自医学手术以外的领域，而不只是医疗领域之内，而健康的生活方式往往是最有效的药物。

不吃药治愈：失眠、头痛、免疫低……

“互联互通”的健康观曾带来过一些出人意料的效果。今天，我更可能为情绪低落的抑郁症患者制定富含健康脂肪的食疗菜谱，建议他们冥想，增加锻炼，而不是单纯依赖抗抑郁的药物。我建议我的患者略加调整生活方式，注意休息，放松心境，鼓励他们改善睡眠质量和饮食习惯，适度加强运动。

经过我和患者的共同努力，他们中的很多人成功治愈了 2 型糖尿病，摆脱了抑郁症的痛苦，解决了肠易激综合征的困扰。他们降低了血压，在不服用激素的情况下缓解了更年期症状，克服了失眠。

健康的生活方式帮助他们减轻体重，摆脱严重的偏头痛，甚至让他们的免疫状况发生了根本性转变。所有的这些进展都是在不借助药物的情况下实现的。如今，改变生活方式不仅可以帮助我们避免患上某些疾病，还可以成为一种治疗方法。

归根结底，本书的核心是帮助读者通过简单可行的计划拥有健康。当然，我希望本书是有所思考、有所创新、有所突破的，而不是随处可见、司空见惯的所谓健康指导或健身指南，也不仅仅是时尚餐饮或运动速成规划。

健康问题无比复杂，但我想去繁化简。

健康 4 步法

本书介绍了健康的 4 个基本要素，或者说，我们保持健康的“四大基本要素”，我们将这 4 个要素归集为“健康 4 步法”。本书的目的，就是探索改善“休息”“饮食”“运动”“睡眠”四大健康基本要素的方式。

我为每个基本要素列出了 5 种可能的实现方式，并把这些方式汇总在下方。我的观点就是使这些要素均衡，不用每个要素都做到完美。因此，我更希望看到的是：你在每个要素上都得 2 分，这样，你的健康总得分为 8 分；而不是在两个要素上分别得 5 分（满分为 5 分），其他要素得 0 分，尽管这可以得到更高的 10 分。换句话说，我们追求的不是高得分，而是更大的均衡性，这才是本书的重点。

休息（relax）	饮食（eat）
1. 拥有每天属于我的时间	1. 重新调整糖的摄入量标准
2. 每周有一天彻底放下电子设备	2. 每天吃 5 种不同的蔬菜
3. 写感恩日记	3. 在 12 小时内完成所有进餐
4. 每天练习静息	4. 每天饮用 8 杯水
5. 每天坐在桌子旁吃饭，放下电子设备	5. 避免食用有 5 种以上成分的食品

评分标准：每做到一项得 1 分。

各要素实现均衡会给健康带来更大程度的改善，最重要的是实现健康、可持续地改善。因此，我们应把均衡作为一生的健康规划。我不能武断地说，到底多少分才是最适合你的。有些人可能需要更高的得分，有些人少一点也无妨。

此外，我们还可以单独考虑每个要素。比如，你可能会觉得，自己的饮食和锻炼已经步入正轨，而睡眠需要更多的关注。如果是这样的话，你可以直接转到这个要素，以此为起点。也就是说，你不必按顺序阅读本书。不管怎样，我更希望你能采取最适合自己的个性化生活设计方案。

总而言之，必须把所有元素放在同等重要的位置，并采取最适合自己的节奏，持续稳步前进。

运动（move）

1. 每天至少走 10 000 步
2. 每周进行 2 次力量训练
3. 每周进行 2 次高强度间歇训练
4. 养成随时锻炼的习惯
5. 每天锻炼臀部，提高其活动性

睡眠（sleep）

1. 创造一个绝对黑暗的睡眠环境
2. 每天早上至少在户外待 20 分钟
3. 按时就寝
4. 管好你的不安
5. 在正午之前饮用咖啡

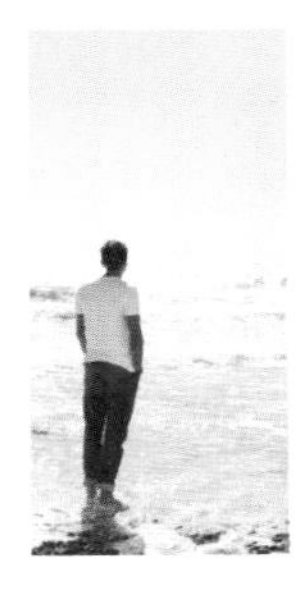 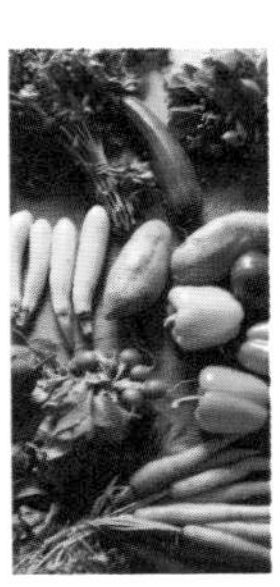 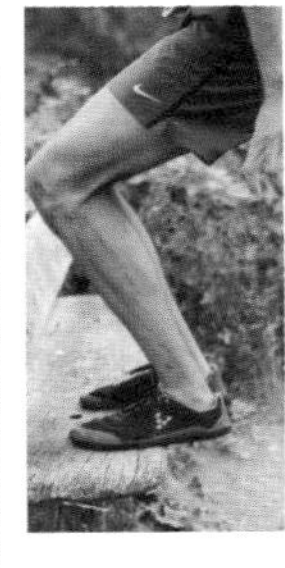 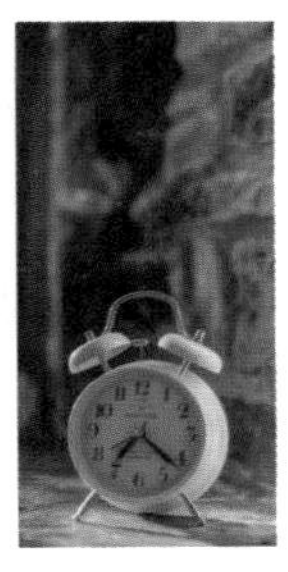

CONTENTS 目录

第一部分 休息

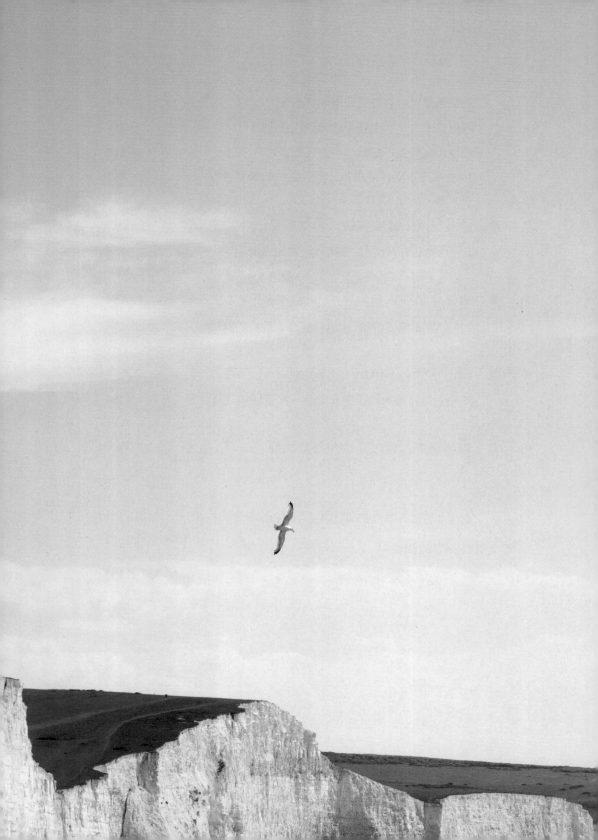

第 一 部 分

休 息

每天抽出一点时间留给自己、每天坚持练习静息……

它们带来的效益不仅非常巨大，而且立竿见影。

我要说的事情可能听起来有些牵强，但我还是想和各位证实这点。在我见到的绝大多数患者中，他们的健康问题完全源自其生活方式。造成他们疼痛的不是伤口、青肿、细菌、真菌、病毒，不是某些肿瘤或遗传疾病，而是他们所选择的生活方式。

他们超级繁忙，他们每天在压力中醒来，睁眼的第一件事就是忙着照顾孩子，急匆匆地送孩子上学，再把孩子接回家，还要绞尽脑汁地兼顾工作和其他家庭琐事。此外，他们可能还有其他需要照料的家庭成员。从每天睁开眼睛的那一刻开始，他们的生活就这样自然而然地展开了，日复一日，年复一年。晚上，当孩子们进入梦乡时，他们便一刻不误地打开电子邮件或是社交媒体。

整整一天，他们无时无刻不在折腾，甚至在独处的时候也不会清闲下来。他们所做的一切无不是为了别人。这个现状让他们的病情雪上加霜。在患者就诊时，每当我提到这点，他们就会翻翻眼睛对我说："但我确实没有属于自己的时间啊！"我对此的回答是："好吧，那是你自己的问题了。"

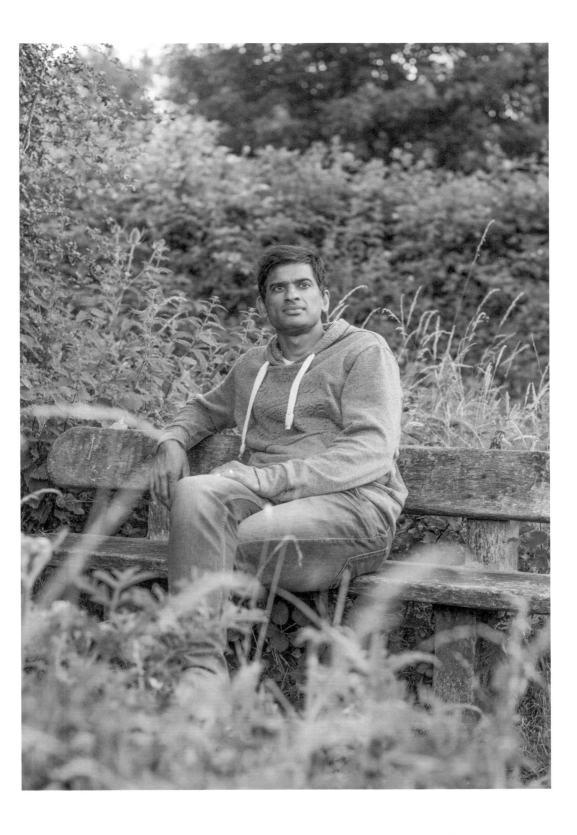

还有比“休息”更重要的吗？

我从来没有想过，作为医生还要准许别人去做什么事情。我始终把患者视为可以独立决定自己行为的成年人。但每天的经历告诉我，在休息这个问题上，居然有很多人根本就无权决定。因此，我在这里向各位发出一个医生对患者的指令：我希望你把日常休息放在优先于食物、运动和睡眠的位置上。我认为，缺少工作与休息的合理安排是现代社会最待解决的问题之一。为你的健康着想，几乎没有比休息更重要的了。

和其他三个健康要素一样，在“休息”这个要素中，我们同样会发现五种不同的健康方案。在阅读的过程中，想想哪些方法最能引起你的共鸣,哪些最有可能直接运用于生活。我希望读者至少能采纳其中三种，这听起来有点令人生畏，不过你可以选择循序渐进，每次只做一件事。我是那种渴望一气呵成并尝试一切可能性的急性子，但每个人都不同。因此，找到适合自己的节奏十分重要。条条大路通罗马，重要的是实现我们的目标，至于如何实现它并不重要。

休息始终是让我最头疼的，也是投入最多的一个方面。我在这个过程中遇到过很多挑战，但也确实深刻地体会到它给我的个人生活带来的裨益。在练习中我对此深有体会。休息可能带给我们的好处包括：

- 降低体重
- 改善柔韧性
- 更好地集中精力
- 改善睡眠
- 缓解路怒症
- 提高生活的均衡性
- 缓解压力
- 提高应对能力
- 延长恢复性睡眠时间

我把“休息”这个要素作为本书的开始，是因为休息经常被忽视。

无论是普通大众，还是诸多速成版健康书籍，似乎都认为这是一个可以忽略不计的方面。那么我们到底应该选择哪种方法起步呢？

本章有五个方案，我不认为这些方案之间有什么本质差异，如果非要选择的话，我优先考虑第一个方案和第四个方案，即：每天抽出一点时间留给自己和每天坚持练习静息。这两种方法带来的效益不仅非常巨大，而且立竿见影，也能吸引其他人参与进来。

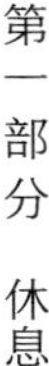

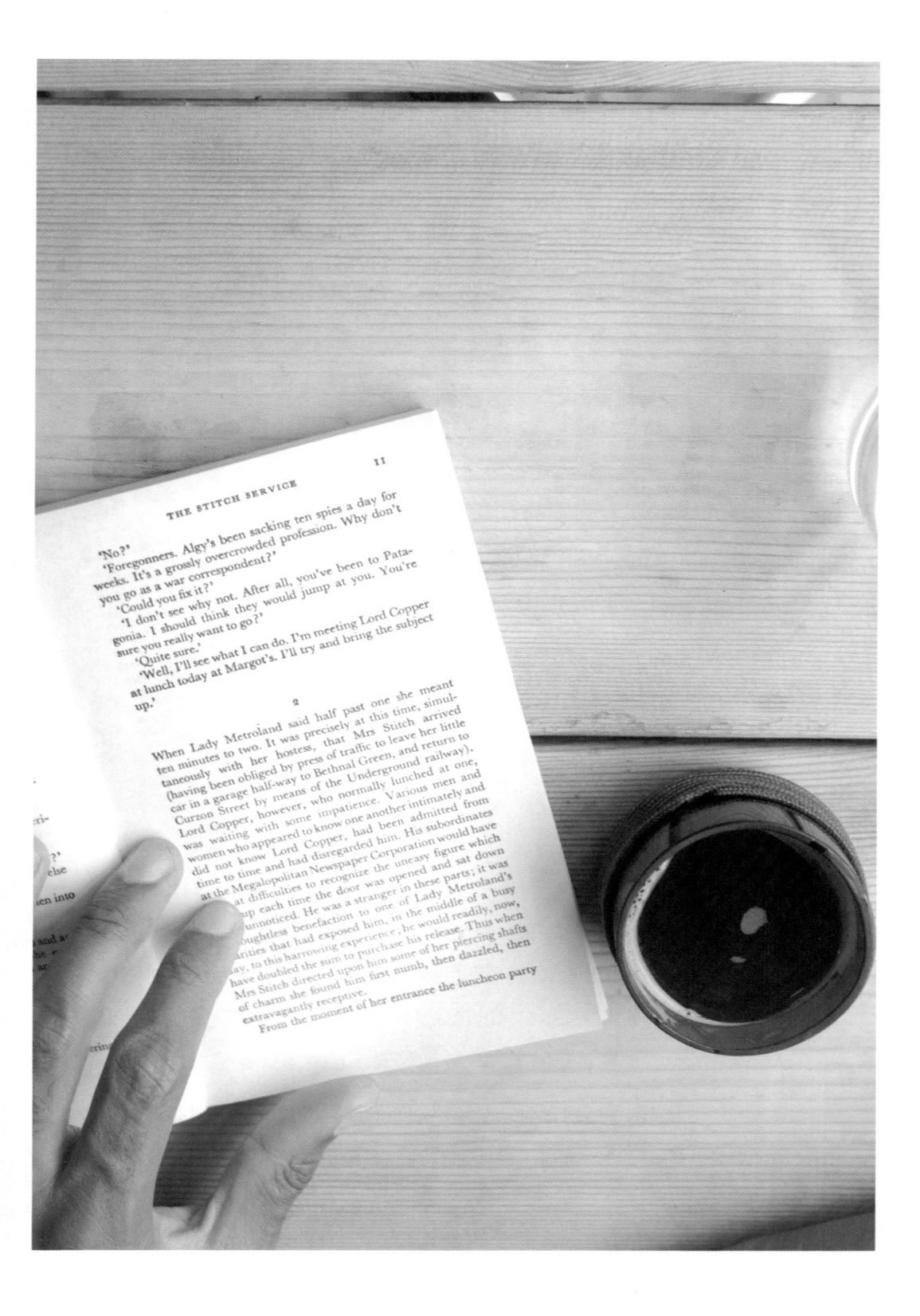
11
THE STITCH SERVICE
'No?'
'Foregonners. Algy's been sacking ten spies a day for weeks. It's a grossly overcrowded profession. Why don't you go as a war correspondent?'
'Could you fix it?'
'I don't see why not. After all, you've been to Patagonia. I should think they would jump at you. You're sure you really want to go?'
'Quite sure.'
'Well, I'll see what I can do. I'm meeting Lord Copper at lunch today at Margot's. I'll try and bring the subject up.'
2
When Lady Metroland said half past one she meant ten minutes to two. It was precisely at this time, simultaneously with her hostess, that Mrs Stitch arrived (having been obliged by press of traffic to leave her little car in a garage half-way to Bethnal Green, and return to Curzon Street by means of the Underground railway). Lord Copper, however, who normally lunched at one, was waiting with some impatience. Various men and women who appeared to know one another intimately and did not know Lord Copper, had been admitted from time to time and had disregarded him. His subordinates at the Megalopolitan Newspaper Corporation would have at difficulties to recognize the uneasy figure which up each time the door was opened and sat down unnoticed. He was a stranger in these parts; it was oughtless benefaction to one of Lady Metroland's rities that had exposed him, in the middle of a busy ay, to this harrowing experience; he would readily, now, have doubled the sum to purchase his release. Thus when Mrs Stitch directed upon him some of her piercing shafts of charm she found him first numb, then dazzled, then extravagantly receptive.
From the moment of her entrance the luncheon party

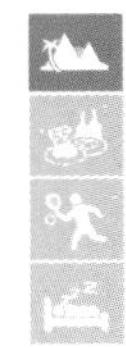

第 1 章
每天 15 分钟“自我时间”，效果立竿见影

每天至少拿出 15 分钟完全留给自己，
希望你能真正愉快地享受这段时间。

每天至少 15 分钟或者尽可能久地放下手里的所有事，把这段时间完全留给自己。千万不能把休息看作完成其他所有事项后才能做的事情，更不能认为未完成其他事项就不能休息。主动去休息，让休息成为时间表中最重要的部分，成为作息表中加下划线的黑体字。要像对待工作一样为休息设好闹钟。

那么，你会如何享受自己的休息时间呢？你可以到附近的咖啡馆，点一杯咖啡，然后全神贯注地阅读杂志；也可以坐在房间里，关掉所有灯光，静静沉浸在喜欢的音乐中；还可以来一次放松全身心的沐浴。如何选择，当然由你决定。

但这里有三个规则：第一，它一定是你和你身边的人可以坦然接受的事；第二，一定是完全和智能手机、平板电脑或计算机无关的活动；第三，你不会为此感到内疚。

充分休息：皮质醇下降，健康大大不同

每天给自己留点时间确实能让我们的健康大不一样，但如果你在几年前告诉我这些，我肯定不会相信。至于说为什么有必要学会放下工作，让自己充分休息，其原因不胜枚举，但最主要的原因是，这样做可以帮助我们关闭对外界压力过度反应的开关。

每个人的体内都存在一种被称为皮质醇的物质，这是我们都需要的物质。皮质醇是一种激素，而激素的本质就是一种化学形态的信使。我们感到饥饿、饱食、激动或愤怒，是因为某种激素在我们的血液中开始活动。今天，科学研究发现皮质醇是促使人体对压力作出反应的重要激素之一。一天内，我们体内皮质醇激素的水平会呈现出自然周期式的增长和下降，并且会随着我们身边发生的事上升和下跌。当我们觉得压力大时，皮质醇水平会急剧上升。

一天中正常的皮质醇水平变动情况如图 1.1 所示。

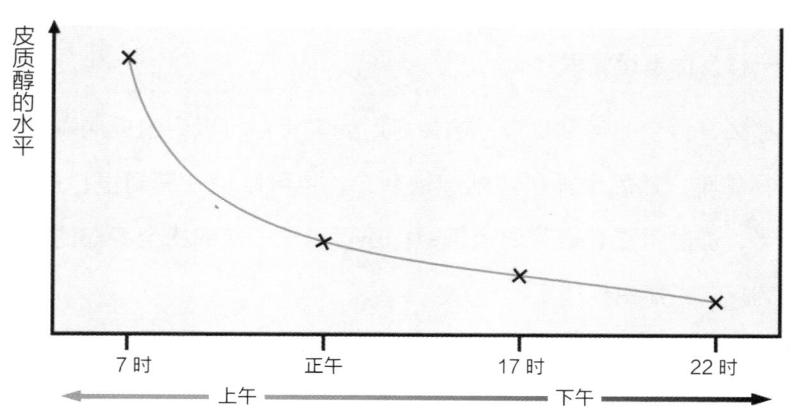

图 1.1　一天中正常的皮质醇水平变动

与传统观念相悖的是：压力未必有害。我们都有过因积极事件而压力倍增的体验。压力的陡增会刺激我们的精神和身体去应对突发事件。但身体的内在机能导致我们只能短暂性地承受压力。因此，在我们长时间面对它时，压力就会变成一个问题。要解释这个现象，我们就不得不回溯人类数十万年的进化史。

人类是漫长进化过程的产物，这个渐进式的过程持续数千年之久。我们的身体和大脑均已实现高度专业化分工，这样的分工当然不是为了适应大城市的现代化生活，而是为了能在一个总数不到 150 人、依赖采摘、狩猎的群体中生存下去。由于这个进化的历程异常缓慢，因此，这个在远古时期形成的反应系统显然跟不上 21 世纪的生活节奏。

换句话说，我们应对和处理压力的机制很大程度上仍停留在史前时期。因此，人体内部的古老生物机制与当下复杂、超级现代化的现实生活明显不匹配，而这种错配很可能会带来一些难以解释的结果。

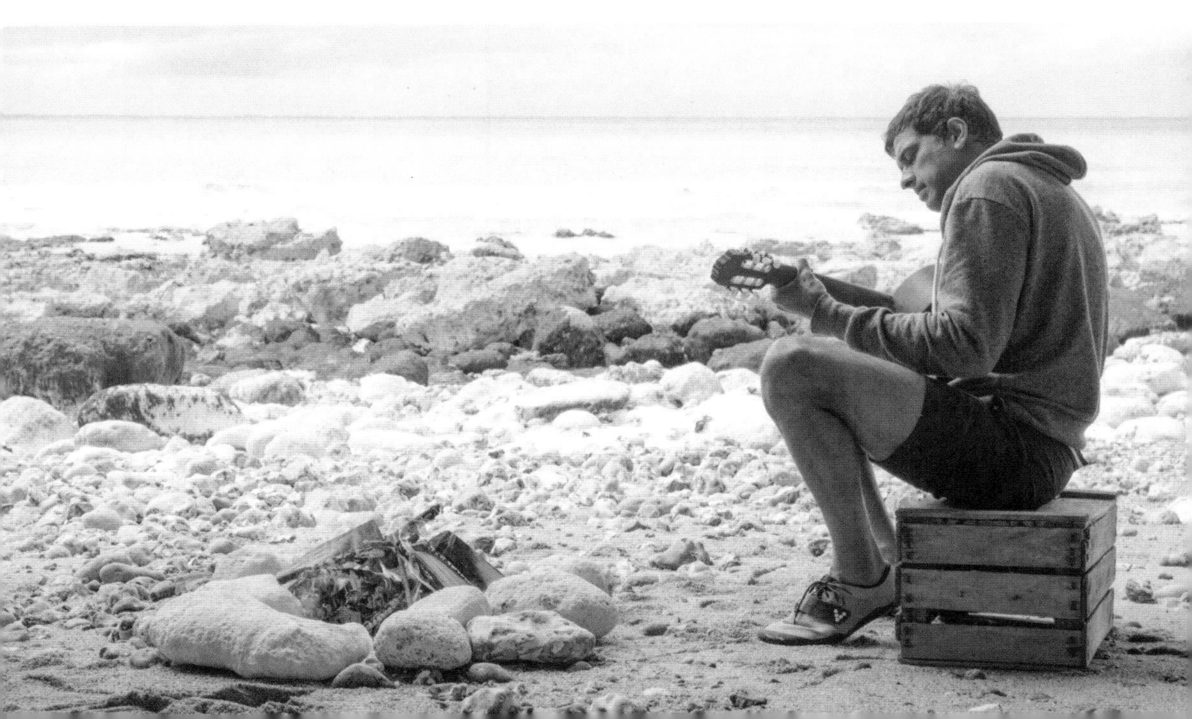

适当娱乐，激活交感神经、胃口特别棒

自主神经系统负责支配我们的自主活动，也就是无须通过自觉性思考进行的活动，比如呼吸和消化。自主神经系统的一个分支被称为交感神经系统，它会使人体产生对压力敏感的激素，如去甲肾上腺素和皮质醇。

这些激素让我们心率加快、肺管扩张、肌肉收缩、瞳孔放大，并改变消化活动。它有助于人体把能量从消化等生存非必要过程中转移出去，帮助肌肉释放能量，并降低免疫功能。在短时间内，这种应激性反应帮助我们应对压力，但长期处于激活状态就会给人体带来问题。

在现代社会中，当我们急于按要求完成任务、承受通勤压力、上学迟到或是参加艰苦训练时，战斗或逃跑反应（fight-flight response) 就会启动。但只要我们能采取措施，或通过适当的休息和娱乐加以调节，即可进行有效干预。

而休息和娱乐会涉及神经系统的另一分支，即副交感神经系统。副交感神经系统的运行比交感神经分支要慢得多。在副交感神经系统进入激活状态时，我们的唾液分泌量会增加，消化酶会释放，心率下降，肌肉将处于松弛状态。它可以让我们适当地消化食物、减轻压力并享受良好的睡眠。

为控制现代生活带来的压力，我们应该尽可能地让副交感神经系统进入激活状态。在休息这个要素中，本章介绍的五种健康方案都有助于我们做到这一点。

想象一下，我们遭到狮子袭击时，要么转身逃跑，逃离危境；要么杀死面前的狮子，摆脱危险。人体的压力反应机制就是为了应对这类事件而形成的。

自主神经系统是一个遍布全身的网络系统，进行信号和指令的传递，该系统包括两个部分：交感神经系统和副交感神经系统。皮质醇的作用就是激活我们的交感神经系统。在它的支配下，我们会作出战斗或逃跑反应。我们在现实中看到人们一直处于战斗或逃跑反应状态，他们的皮质醇始终处于高水平位置，他们的交感神经系统经常处于激活状态。今天，人们不再受到狮子的攻击，但始终在经受危险的侵袭。

压力释放：睾丸激素提升、“性趣”也盎然

多种原因导致战斗或逃跑反应伤害我们。首先是一种被称为“皮质醇失窃”的效应。人体内的所有激素都由一种相同的基本物质构成，即低密度胆固醇。在自然状态下，人体内低密度胆固醇的供给是固定的，一切正常时，它们可以得到良好的分配，用于生成雌性激素、黄体酮、睾丸激素以及皮质醇，从而满足人体的需求。但是当我们长期处于某种压力下，皮质醇会窃取其他激素需要的低密度胆固醇。如果人体认为我们受到攻击，并处于危机中，那么它就会优先产生皮质醇。它认为我们需要更多的皮质醇去应对不好的局面，于是，人体就会生成越来越多的皮质醇。这破坏了体内激素恰到好处的平衡。

形形色色的问题就开始出现了。所有临床医生都知道，睾丸激素水平低的男性人数在增加。这不仅会影响男士的性欲、肌肉力量和精力，甚至会提高他们患上慢性病的风险。目前，英国国家医疗服务局（NHS）

每年在睾丸激素处方上的支出约为 2 000 万英镑（1 英镑≈8.89 元人民币）。我认为，在很多情况下，造成这种现象的潜在原因是压力过大，这导致皮质醇过量生成，从而造成其他激素的生成水平相对降低，其中就包括睾丸激素。

除此之外，在持续的压力下，我们的身体会进入一种紧张状态，把有限的资源转移到生存必需的生理进程中。比如说，在面对一只朝着自己咆哮的狮子时，消化你肚子里的午餐就变得不那么重要了，当务之急是在血液中迅速生成足够的能量，并传递给全身的肌肉。在短时间内这是合理的，但长此以往就会带来问题。它可能会造成人们的体重增加和睡眠中断，并破坏免疫系统。

请记住，我们的身体认为我们始终在遭受攻击，因此，这些事情随时随地在发生。周围环境中存在着不计其数的压力源，但我们只能做出一种基本的压力响应，因为我们的身体无法识别出情绪压力、身体压力和营养压力之间的差异。它根本就无法分辨出，不能按期偿还抵押贷款带来的压力和某个人在脸书上对你恶语相加带来的伤害。对你的生理反应系统来说，它们和一头即将对你迎面发起攻击的狮子一样，因此，你在所有情况下给出的反应也自然相同。

血糖坐上“过山车”、体重失控，都因早餐

你肯定了解每天早上饥肠辘辘的感觉。吃了一碗糖衣麦片，血糖开始上升，但是快中午时，血糖再次下降。你觉得饥饿难忍，浑身打战。你需要吃点东西。当血糖突然下降时，又出现了一种压力源——另一头狮子站在你面前。它会让你的皮质醇和肾上腺素水平迅速飙升。所以，

哪怕是选错早餐这么微小的事情，也会让身体进入紧张状态。

那么会发生什么呢？你很可能会在冰箱或饼干罐中搜罗更多的垃圾食物，使得你的消化系统负担过重，并最终让体重成倍增加。这个例子再次说明，我们为什么需要把身体看作一个庞大的互联互通系统。任何潜在的因素（在这个例子中是含糖的早餐）都有可能带来影响，包括压力增大、皮质醇的“窃取”以及体重的增加。

52 岁压力重重米拉达：病情半年没改善

但问题不止于此，当我们的身体认为它受到攻击时，它就会动员免疫系统进入紧急状态。从进化角度来看，这完全合理。设想一下这样的场景：你设法抵挡住狮子的攻击而幸免于难。但是你的身体上可能会留下易感染的伤口，不仅是狮爪或唾液中的讨厌小虫，还有周围环境里的灰尘也会污染伤口。这就是免疫系统需要迅速进入高度紧张状态的原因。

我们称这种放大的免疫反应为“发炎”，但我们不可能长时间处于该状态。慢性炎症[①]几乎是人类所有退行性疾病的根源，比如突发性心脏病、中风，甚至是阿尔茨海默病。

伦敦国王学院的研究人员在 2016 年发表的一篇论文中强调，炎症会给人类这个庞大、互联互通的系统带来惊人的影响。研究揭示出炎症与抑郁症之间存在着显著的关联性。因此，科研人员建议，我们可以通过验血反映患者的炎症水平，并预测哪些抑郁症患者会对常规型抗抑郁

① 从医学上讲，任何长时间存在并使我们感到痛苦和厌烦的疾病都被称为“慢性”疾病。

药产生反应。但他们发现的最有价值的结论是：炎症程度较高的患者对常规抗抑郁药无反应。这些结果也证实了多年来其他科学研究的成果：抑郁症有可能是由炎症引发体内生理变化而出现的症状。这就是抗抑郁药不适用于这些患者的原因。

如果你的问题不是出自大脑，而是身体上出现了炎症，那么调节大脑功能的药物对你又有什么用处呢？

瞧瞧，这多令人震惊啊！如果有人感到抑郁，那么按照教科书的说法，我们得在临床上关注他们生活中的困境、过去的创伤，甚至是大脑出现的化学问题。抑郁的根源或许只是皮质醇的长时间超负荷运转。渐进式医疗时代是未来医疗保健应该努力的方向，人们将愈发认识到某种疾病的名称往往无法透露其真实病因。“抑郁症”只是我们给一系列症状赋予的概括性名称，而这个词本身并不能为我们提供任何有关病症根源的信息。

这些认识也逐渐改变了我的医学治疗方式。最近，52 岁的米兰达找到了我，在此前我们已经有 6 个月没有见面了。她一直按照我的方案接受治疗，但现在她有点犹豫不定，病情也没有任何改善。我和米兰达聊了很长时间，试图找出背后的原因。

通过对她最近一段时间的情况的了解，病因也逐渐地清晰起来：她根本没有给自己留出一点时间，一直处于紧张状态，从未放松。当我向她说明这个问题时，米兰达说：“家庭生活确实让我压力重重。”我化验了她的唾液，不出所料，她的皮质醇水平几乎达到最高峰。我真有点后悔没尽早注意这个问题。今天，压力已成为我为大量病患进行诊断的关键线索。

冥想 300 秒，也能缓解甚至根除更年期病症

通过调节压力水平，我已帮助很多女性有效解决了更年期问题。这些妇女的激素[①]出现了异常。按照教科书提供的治疗方法，医生通常会对这些女性采用激素替代疗法（HRT），该疗法涵盖了这些女性激素的多种组合。HRT 疗法是医疗服务的一项巨额支出，但它还是会带来某些令人反感的副作用，包括腹胀、肿胀、恶心、抽筋，甚至阴道出血。此外，人们还担心卵巢癌，乳腺癌和血液凝块等疾病的患病风险会加大。

毫无疑问，HRT 在临床上通常是有效的，但它是否永远是必要的治疗手段呢？在患者面对工作或生活压力时，其体内的大部分低密度胆固醇有可能直接转化为皮质醇。这意味着，留给身体合成雌激素和黄体酮的低密度胆固醇更少。HRT 确实可以缓解这些女性患者的症状，但我们为什么不去找到这些病症的根源呢？无论是冥想（参见下文），还是从日常工作中抽出一部分时间休息，抑或是采用全脂饮食（有助于减少食用劣质食品引起的营养不良）都有助于皮质醇保持在正常水平，从而缓解甚至根除更年期病症。

留出专属自己的 15 分钟，是全天的头等大事

我曾使用这些方法治疗过一名患有严重克罗恩氏病[②]的 40 岁女性。克罗恩氏病是一种非常痛苦的大肠疾病，该疾病患者会长期忍受胃部抽筋的折磨，且伴有想排泄的感觉。由于一直未得到有效的治疗，这位女

① 雌激素和黄体酮。

② 局限性肠炎。

患者似乎对专家失去了耐心。最终，她找到了我。我建议她适当地调整饮食结构。治疗初期，病情确实有所改善，但短时间后，患者再次陷入病痛的折磨。我也不清楚为什么会这样，于是决定更深入地做一番研究。我很快发现，她在日常生活中几乎不给自己留休息时间，每天的生活就是围绕着孩子和丈夫。她始终不遗余力地料理家务，从来没有想过把自己放在第一位。她问："我还应该试试其他的药物吗，在饮食方面要怎么做呢？"

我对她说："你知道吗？我打算尝试一种完全不同的方法，准备和你预约一个月之后的面谈，希望你今后能按下面的方法去做。"我拿出记事本，写了三件事：每天留出完全属于自己的 15 分钟；每天早晨外出散步；每周找出至少两件你喜欢且只为自己做的事情。

这是她在与专科医生闹翻后，第一次听到合心意的事情。我甚至看到她的脸上写着满意，她觉得我的治疗方案变得更柔和、更体贴且更有爱心了，甚至让她有备受青睐的感觉。她病得很重，并希望能吃点疗效显著的药物。她略有怨气地问我："没有别的啦，需要吃点补品吗，不要服药吗？"

"这就是我希望你做的事。"我把纸条推到她面前说，"这是给你的处方。"

我已经很了解这位患者的病情了，虽然她有点怀疑，但最终还是选择相信我。而且我也希望她至少能给我一次机会。四个星期之后，她再次来到我的诊所，这确实让我很高兴。她说她报名参加了萨尔萨舞蹈课，这是她多年来一直想做却从未做的事，因为她一直觉得自己没有时间做闲事。此外，她开始每天早上外出散步，还会每天花点时间待在客厅，把手机和笔记本电脑留在厨房柜台上，什么也不做，只是坐着静静听 15 分钟的音乐。

我们共同完成了一份医学症状调查表，这份调查表对相关疾病的影响作出客观衡量，比如说，多长时间会出现一次胃痉挛或排便。但连我自己都对结果感到惊讶，她的克罗恩氏病症状已缓解了一半。像克罗恩氏病这样复杂而严重的疾病，能在 4 周内出现大幅缓解确实难以置信。

对外行人来说，更惊讶的是克罗恩氏病的症状出现在肠道内，而我提供的所有健康方案似乎都与这个身体部位无关。但我很清楚，在皮质醇水平升高的情况下，你不可能保持平静，而且肠道功能会受到影响。不仅如此，炎症症状也会加剧，负责在免疫系统内发送信息的化学物质、细胞因子（cytokines）的活动也会发生变化。

免疫系统的信使——细胞因子

细胞因子是免疫系统产生的蛋白质。它们的作用是充当信使，接收人体免疫系统发出的信息。细胞因子不仅是发挥免疫系统功能必不可少的基础，它还要参与平衡所有免疫反应的发生、维持和终止。毫无疑问，这些沟通者之间的精妙平衡是人体保持健康的基本前提。

导致免疫系统释放细胞因子的原因，不仅有感染、创伤，还有压力、食物和运动等要素。

细胞因子可能会给身体带来严重影响，比如说，有时会引发炎症，有时则产生相反的作用，因此它们的生成会受到严格控制。包括白细胞介素 -6 在内的某些药物，它们在不同情况下可能会同时引发两种情况。

这能为我们提供什么信息呢？它告诉我们，人的身体是互联互通、紧密相连的。尽管这位女士肠道不适，但无法休息问题让她的病情雪上加霜。当然，我不是说这对每个克罗恩氏病患者都有效。因为没有试验表明这能治疗克罗恩氏病，也不可能有这样的试验。但显然不是因为这类干预没有作用，而是因为克罗恩氏病患者患病的原因各有不同。

我深刻地意识到，作为一名医生应尽可能地践行自己的主张。从总体上看，我确实做到了。我有一位患者是消防员，他说过他采纳我的建议的唯一原因：我是他遇到的第一个毕生保持言行一致的人，并且真正践行了自己宣扬的理论。

但我还是要实话实说，从前的我很难抽出时间完全放松自我。但现在不会那样了，我已将独属自己的时间纳入日常作息中。最近的一次手术整整进行了一上午，在手术过程中，我仍抽出 15 分钟散了一会儿步。预约台知道这点，不会在上午 10 点 15 分到 10 点 30 分之间为我预约任何患者。即便有患者在等待，我仍会放下手头所有事情到外面散步。最初，我的上司确实很不高兴：“他为什么要在给患者看病时这么做？”但她很快意识到，我会像其他人一样努力，甚至更勤奋。

我最近还重新调整了做饭的节奏，一边下厨，一边听我最喜欢的 CD，这是多么轻松的一件事啊！你准备怎么安排每天的时间呢？

我把独属自己的时间放在最优先的位置上。这已经纳入我的日常作息中。在当今世界，我们总有事情要做，发送电子邮件，刷无休止的网络消息，回复推文。永无止境。正因这样，我们才要主动决策，把这件事情当作最优先的任务。

我最近接待了一名叫苏珊的 44 岁患者，照顾一家老小和做兼职让她每天忙碌不停。苏珊告诉我，她根本没有时间休息，我对她说：“苏珊，

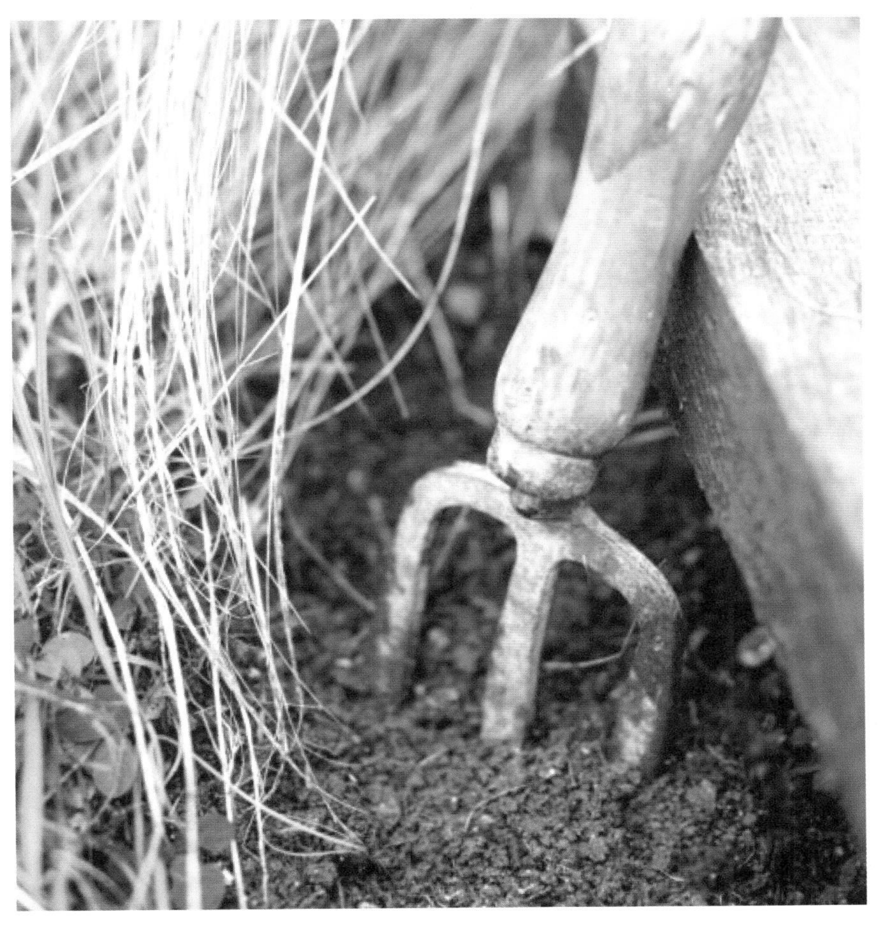

你每天送完孩子上学就要去商店购物，回到家还要看看电子邮件，之后各种各样的事情让你忙前忙后，一直忙到接孩子们回家，每天都如此，无休无止。设想一下，如果你的车坏了，该怎么办？在维修人员来之前，你只好停下一小时左右，什么也不能做，这会打破你的时间安排。之后，你还要继续之前的所有事情，是吧？”

这句话引起了她的共鸣。于是，苏珊每天送走孩子们后就放下电话，花 15 分钟散步，风雨不误。这件事成了她每天必须完成的任务。6 个星期之后，她觉得自己仿佛换了一个人。她一整天都变得更轻松，更不可思议的是，她竟然变得更高效了，可以完成更多的工作。如此微小的调整给她的生活带来了巨大的变化。

就像苏珊那样，如果我们每天留出 15 分钟的自由支配时间，这会有助于皮质醇水平保持正常状态。这提醒我们的身体：没有遭受攻击的感觉是怎样的。

我始终认为，尽管我们对电子邮件泛滥之类的现象司空见惯，且不难应对它们，但现代生活带来的巨大压力的确不容忽视。我本人也承受着这些压力。在奔忙不止的现代文化中，真正尝试着这样做会带来什么问题呢？实际上，你不会因此受到任何影响。讽刺的是，那些口口声声称自己没时间休息的人，恰恰是最需要这么做的人。

我的 15 分钟健康焕新小贴士

我们可以考虑的无电话自我时间：

洗个澡	听音乐
外出散步	修剪花草
读　书	唱　歌
绘　画	跳　舞
阅读一本杂志	坐在公园的长椅上休息
坐在咖啡厅喝一杯咖啡	用 15 分钟时间 练习瑜伽或太极拳
一边烹饪，一边播放自己最喜欢的音乐专辑，或是保持完全安静	在家中休息 播放喜欢的音乐或保持安静

你还可以每天进行各种静息练习（请参见下文）。

第 2 章
每周一天“网络戒断”，不刷手机的生活充满惊喜

请在每周日关闭所有智能电子设备，让自己远离网络。

英国奥尔德姆医院的医生每周一通常都异常忙碌，工作一直持续到下班，而且经常会工作到很晚。按照英国医疗服务系统的要求，医生需要为每个患者提供 10 分钟的诊疗时间，因此，你很容易看到医生的预约一个接着一个，几乎没有时间休息。重回正轨的唯一希望，就是幸运地遇到几个可以迅速接待完的患者。去年夏天的一次经历就曾让我有这样的期望，当时，16 岁的戴文在妈妈的陪同下走进诊室。但在他们坐下的那刻，我意识到，这注定是一个不能迅速解决的麻烦。母亲吃力而尴尬地对我说，“查特吉医生，周六晚上，戴文用刀割伤了手腕。”

我问：“是故意的吗？”

“是故意的，”她点点头，“我不得不带他去急诊室，那里的精神科医生说，我们应该到您这里开些抗抑郁药，所以就来找您了。”

我本可花 30 秒给他们开一张“百忧解”处方，然后把他们打发走。

但有一个念头使我没这么做。我们开始漫无目的地聊天，渐渐地，戴文变得放松了，话也多了起来。我知道坐在这的患者的病情被耽搁了，但我更清楚，如果用抗抑郁药把他们打发走，只会给这个男孩带来更大的伤害。我必须弄清楚，这个来自貌似正常家庭的 16 岁男孩，为什么会开始无缘无故地自残？

随着了解的不断深入，我逐渐意识到，他在学校过得非常不开心，部分源自他的爱好，还有一部分源自他的外表。我开始询问他社交媒体的使用情况。

“你会花很多时间在社交媒体上吗？”

他笑着说：“我一直放不下手机。”

“你晚上躺在床上会用手机吗？”

“是的，我要登录脸书，发消息。”

我说：“好吧，我想知道的是，使用社交媒体是否在一定程度上造成了你现在的状况。”

他的脸色沉了下来，母亲的脸上露出怀疑的表情。

“你会考虑减少社交媒体的使用吗？”

“为什么要这样呢？”戴文说。

“我也不敢肯定这一定能帮你改善你的心理健康情况。但自我伤害确实是一种症状，我想找出问题的原因。睡前一小时关掉手机怎么样，你觉得你能做到吗？”

“嗯。”他说。

“我想告诉你的是，你可以像这样先尝试着做一个星期，怎么样？

如果你感觉没有什么好转就开药。”

我猜光看本节的标题,就会让部分人心有余悸。我很清楚这种心情，因为我也曾有相同的感觉。我倒不是反对使用社交媒体或互联网，我根本就没有这个意思。但我确实看到，过度使用社交媒体或互联网而引发的健康问题正在急剧增加。实际上，这正随着它们的影响力不断加大并渗透进生活的方方面面。这些问题的出现不足为奇。

在今天，人们认为这个星球上的移动设备比人口还多。的确如此，包括我在内的很多人，很难放下手中的电子设备超过十分钟。如果在星期天我和孩子们一起玩耍时没带手机，我就老是控制不住地想去看它。我知道我肯定不是唯一这样做的人。似乎有一种无法抵挡的诱惑鼓励我们不时地去看信息，查查我们有多少粉丝或关注者，看看又更新了哪些八卦新闻。甚至在休息日，我们也会不时地查看一下工作邮件。

这个现象带来了更广泛、更深层次的问题，自智能手机出现以来，相关的问题数量也开始呈指数级增长。我们意识到，工作和休息之间的切换越来越困难。当每天早晨睁开眼睛时，我们不是让自己的身体逐渐苏醒，而是径直打开微信、抖音、微博或是其他最新款的社交平台，让这些挥之不去的噪声立马涌入大脑。这种噪声是个大问题。五年前，我曾认为实践中大多数病症的根源在于不良的饮食习惯，而我现在坚信大多数病症的根源是压力。

压力与压抑：盲目更新自拍照，激活大脑成瘾中心

我们能否真正从临床意义上证明使用智能手机会让人上瘾，确实还存在颇多争议。但现实世界的体验是毋庸置疑的。2014 年，一项对

2 000 人进行的调查让我们看到，普通智能手机用户的状况足以让我们不安。从每天早上 7 点 31 分开始，人们查看手机的平均次数达到 221 次，我们会打开社交媒体，阅读新闻，甚至在还没起床时就已经开始查看当天的天气，到上床睡觉为止，每天有 3 小时 16 分钟花在智能手机上。而美国的统计数字更加令人震惊，人们每天触摸手机的次数居然高达 2 617 次。

这些数字之所以高得离奇，很大一部分原因在于当下的人们几乎随时保持着联系，并且不断受到电子邮件、电话和短信的干扰。而在最近 10 年左右，不健康的“自拍”文化开始风靡，这让我们的手机依赖症更加严重。

> 研究表明，人类会花费多达 40% 的语音时间来告知他人我们自己的主观体验。据悉，这样做可以激发与奖励相关的神经通路，并激活大脑的成瘾中心，例如伏隔核[①]。

不难看到，在微信、微博和抖音上，很多盲目更新的自拍照是如何在大脑中创建一个反馈环，从而让我们越来越多地重复同一件事。我的体会是智能手机和毒品一样，使用的频率越高，就越有可能上瘾。

人类的进化让我们逐渐学会享受社会认同。人类是一种高度社会化的生物。生产玛氏巧克力棒的公司利用了人类逐渐喜爱并接受甜味的事实，而社交媒体则利用了我们越来越渴望获得他人认可的事实。但

① 也被称为依伏神经核。

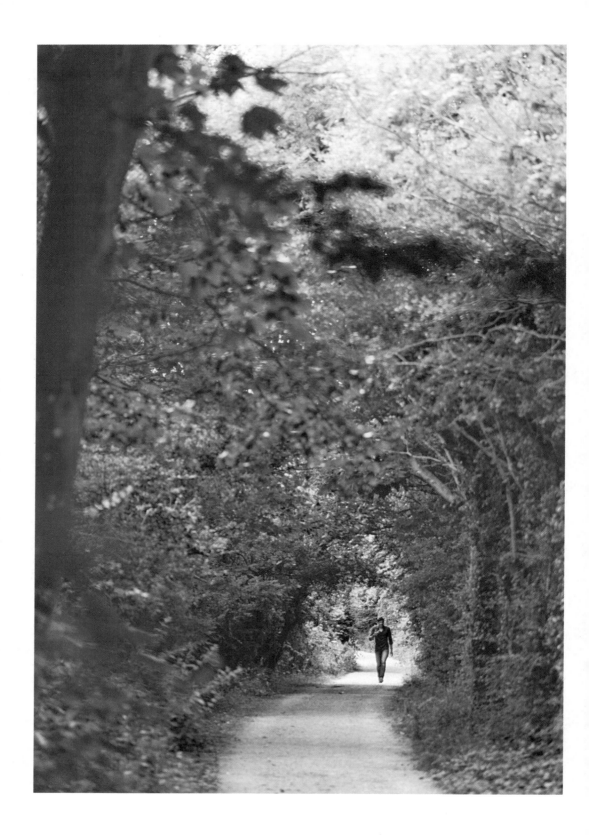

玛氏巧克力棒只能给我们带来有限的糖。

随着这部高度联通的人类机器不断进化，我们开始时不时地希望获得糖，尤其是在夏天。至今，糖仍是这部机器渴望得到的东西。毕竟，这是我们与生俱来的本能。以前，每当我们做了无私或是勇敢的事，就会得到整个部落的掌声。而现在，我们生活在永远都不缺少这些东西的时代。我们在过度使用所有的内在进化机制，但你要是认为这不会带来任何后果，那显然太天真了。

另一个附带问题被当下研究社交媒体的心理学家称为“完美主义者的表演”。人们往往倾向于回避他们糟糕的表现，转而强调更有利于美化自身形象的表现。这就造成了一个虚假的现实：似乎其他人都比我们成功，而且过着更美好的生活。我们都倾向于将自己的生活与他人进行比较，并据此进行自我判断。这些都是无意识的自动过程，我们无能为力。对于更易受到伤害的青少年，这很可能会让他们感到有压力和压抑。当然，它对成年人同样有害。

关闭“幽灵般”的手机提醒音，焦虑越来越少

重置我们与电子媒体关系的一种有效方法就是调整智能手机使用方式。我在过去 18 个月里尝试了这个方法，成效立竿见影。关闭手机的通知功能是一个不错的起点。这样，你就可以保留手机中的所有应用程序，并且每个应用程序都照常运行，但是每当有人给社交媒体中你喜欢的评论点赞或是在求职网上查看你的个人资料时，你都不会收到任何通知。你也可以用同样的方式操作电子邮件，开启电子邮箱的自动同步功能即可达到这个目的。如此一来，只有通过人工操作，你

才能刷新自己的电子邮件收件箱。

我也曾沉迷于查询手机收到的各种通知，但我现在已学会不再关注那些信息。我会拿起手机并开心地发现，有十几封新电子邮件等待我查看。尽管每次查看手机的时间似乎很短暂，但如果将每天频繁查看手机的碎片时间汇集起来，无疑会是很可观的一整块时间。你甚至可以尝试在家里使用“设备盒”，在饭前，要求每个人都必须把手机放在这个盒子里。

办法是无穷无尽的，因此，我绝对不可能猜到你最终会采取什么方法。但不管怎样，对每个人都有益的做法就是某种调整，无论调整的幅度大小如何，一定会给你带来意想不到的结果。切记，每次听到软件通知或是看见能激活大脑奖励信号的新电子邮件时，都会让你渴望得到更多奖励。

然而，我一次次地从患者嘴里听到：他们根本就没有意识到电子设备对生活的影响有多大。当你的口袋装着一部智能手机时，你就永远没有停下来的时间。在你和伴侣或者好朋友外出就餐时，你们确实坐在一起，但是又有多少次，你的内心真正地与他们共鸣呢？有多少次，你感觉到裤子口袋里发出“幽灵般的电话嗡嗡声”呢？这些到底意味着什么？

对戴文来说，按时放下智能手机的确是件有一定难度的事情，但他还是做到了。第二周我们见面时，他告诉我他觉得自己焕然一新。四周之后，他觉得自己的睡眠质量大有改善。于是，我们进一步控制戴文使用手机的时间，他要等到醒来的一个小时后才能看手机，并在睡前的两个小时里，彻底放下手机。大约六个星期后，我开始要求他调整饮食，用鸡蛋、鳄梨和坚果[①]之类的天然脂肪代替简单的糖制品，包括饼干、蛋糕和含糖谷物。在随后的一次见面中，戴文笑着告诉我，他的情绪和心情都更稳定了，焦虑的频率也越来越少。六个月之后，我收到了戴文母亲的来信，她说，戴文似乎变成了一个完全不同的小孩，他在学校有了朋友，也没有再出现过心理问题，是我改变了他的人生。但我始终没有给他开出“百忧解”的处方。

我能说减少使用智能手机时间是让戴文病情好转的原因吗？不，我不能。这不是学术研究，也不是医学试验。但我至少可以说，减少在一天中特定时段的手机使用时间，再加上饮食调节，确实让他的生活发生了天翻地覆的变化。这个年轻人身上的问题很容易被医生贴上“抑郁症”的标签，并让他按照抑郁症的方案接受药物治疗。实际上，世界各地的医生都在一遍遍地导演这出悲剧。

息屏休息日：从此不做电子设备的奴隶

这类健康方案的目的，就是促使我们去审视、调整自己与电子设备的关系。当然，我没有资格教大家该如何使用数字媒体。这完全取决于你自己。但我还是希望我们应该去质疑当前的方法：有多少是你主动选择的，有多少是你被动地接受选择。仅仅因为智能手机能发电子邮件，这就意味着你一定要使用智能手机吗？如果你不用它会发生什么？

我敢肯定，大多数人会担心没及时查看电子邮件而错过重要的事情。但最近我的一个朋友发现，如果电子邮件显示你不在线，那么很

① 它们是人体合成激素的必需原材料。

多人就不会联系你。他意识到当他离线并屏蔽这些东西时，他就能更好地控制自己的时间和压力水平，而不是被电子设备或是其他人发来的电子邮件所掌控，也就是说完全跟随别人的节奏。实际上，这样运用电子设备对我们才是有利的，而不是让自己被电子设备奴役。

我认为，手机成瘾的一个重要标志就是否认。他们会反复告诉自己：只要我真想戒就能戒掉，一切都在掌控中。但行动起来时，他们总会有一些随意的借口："哦，我当然愿意，但今天不行，因为……"。因此，如果你认为自己的智能手机依赖症不至于变为生活上的问题，那么为什么不试着暂时放下它呢？仅仅每周一天，看看你能不能管住自己，你会给自己找借口吗？

我创建了一个七天数码排毒计划，可以帮各位实现无屏幕休息日。我们的目标是循序渐进地减少手机使用时间，这样，在星期日到来之前，你就可以准备全力以赴，度过一个完全没有电子设备的日子。如果实在做不到一整天不看电子设备，不妨从半天开始。但可以肯定的是，你仍会得到有益的收获。

假如手机是你对外通信的唯一方式，那么，为什么不尝试一下，在每周的某一天里完全关闭手机网络呢？这样，别人仍可以通过短信或电话和你联系，但漫无目的的网上冲浪对你的诱惑减少了。

我的 7 天“数码排毒”计划

星期一	关闭手机、平板电脑和笔记本电脑的消息推送功能
星期二	取消多余的电子邮件订阅列表
星期三	将电子邮件应用程序设置为手动刷新；不使用手机接收电子邮件
星期四	用餐时段的独自设备盒，在坐下来之前，需要先把电子设备装进这个盒子
星期五	你能在睡前 90 分钟内彻底关闭所有电子设备吗？可以考虑在星期一早上之前禁用智能手机的电子邮件收件箱功能
星期六	每天留出两个小时的时间，彻底摆脱电子设备的影响；看看你能否让自己在与社交媒体彻底隔绝的情况下真正享受这段特别的时刻
星期日	全天离线 让你的眼前不出现任何屏幕

第 3 章

睡前写感恩日记，第二天收获积极好状态

每天晚上入睡之前，写一份清单，
列出当天发生的所有顺心的事情以及值得感激的事情。

我从查尔斯·波利奎因（Charles Poliquin）那里学到了这个简单但效果惊人的健康方案。波利奎因是一位优秀的力量训练师，他曾在 20 多个不同运动项目中训练了奥运会奖牌获得者。在我还是一名初级医生时就读过他写的博客，并深刻地体会到，他的某些方法也有益于我的很多患者。让我百思不得其解的是，为什么我们在医学院里没有学过这些观点。就在不久前，我非常幸运地见到了波利奎因，他告诉我们，在女儿睡觉之前，他经常会提出这三个问题：

- 你今天做了哪些让别人开心的事情？
- 别人今天做了哪些让你开心的事情？
- 你从这些事情当中学到了什么？

今天，查特吉家里也开始这样做了，只不过我们是在餐桌旁做这件事，爸爸妈妈也参加。如果你今天过得很糟糕，那它会改变你的思绪。因为人类总有一种过度强调负面事件的倾向，它会强迫我们思考："就这样吧，这不也挺好的吗！"或者"不管怎么说，我今天还是学到了点东西。"在更多的情况下，我们会开开心心、神采奕奕地离开饭桌。

下面是该方法的简化版本。在睡觉之前，将本子和笔放在床边，花一点时间，记录下当天发生的所有开心的事，还有所有让你觉得感激的事。我发现这方法确实很有效，它可以让你在入睡前的这个关键时刻，彻底改变思维方式，进而让你周围的世界发生变化。

这其实有着科学的理论基础。美国著名心理学家马丁·塞利格曼（Martin Seligman）是快乐学研究的创始人之一，这个学科也被称为"积极心理学"。他对该观点的一个版本进行了测试——"三福"练习。在这项练习中，首先在睡觉前用 10 分钟写下 3 件今天顺利进行的事情，事情大小与否都无所谓；与此同时，为促使你进一步"反思并沉浸在这些好事当中"，还要找出这些事情顺利进行的原因。塞利格曼认为，把这些事情写下来非常重要。通过一系列精心设计的研究，他发现只要能坚持一周都这么做，试验对象就会感觉生活满意度大大提高，抑郁心理大幅减轻。按照塞利格曼的说法，如果你能按时进行这项练习，你"自现在起的 6 个月后将不像以前那样压抑，会更快乐并沉迷于这项练习"。

在由南方卫理公会大学查德·伯顿教授（Chad Burton）牵头的另一项研究中，研究人员要求试验对象连续 3 天花 20 分钟记下当天的积极事件。3 个月之后，再对这些试验对象进行测试时，研究人员发现，参与者的心态大有改善，病情得到了缓解，看医生的次数也大为减少。请记住，这仅仅是他们进行日记练习的一个季度之后。由此可见，这确实是一个了不起的成果。曼彻斯特大学的研究人员发现，那些饱含感恩之情的人不仅会睡得更好、精力充沛，注意力也更加集中。

宗教人士早在几个世纪前就已经认识到这个智慧的做法。基督徒会在每天结束时祈祷并感恩。实际上，构成宗教教义的大部分内容，都是民众为实现美好生活或是维持某种社会秩序而得到的生活经验。在冷冻设备出现之前的时代，如果你住在气候炎热的国家，不吃猪肉自然是有道理的，因为猪肉更容易腐烂。

虽然我生来就是印度教徒，但我并不支持或反对其他任何宗教。我完全认同并接受这个事实——将人们汇集成一个宗族的，是在他们中间世代相传的常识。在我看来，基督徒很可能早就发现，在每天结束时表达他们的感恩之情，将有助于改善他们的睡眠质量和精神状态，从而给身心健康带来很多真正积极的影响。直到21世纪，现代科学研究才证明，这些所谓的教义原本就是正确的科学知识。

一个简单的窍门，购买一本不错的日记本或记录册，把它放在自己床头，然后全身心地拥有它、爱护它、珍惜它。我给部分患者提出的建议是，只需买一本外观漂亮的小册子，就可以帮助他们实践这个方法。无论你写什么，最重要的是每天记录下值得你感恩的三件事。文字不需要太复杂，不要关注早上那些对你熟视无睹的同事，为什么不想想递给你一杯咖啡的同事呢？不要一门心思地只想着一周的辛苦工作，为什么不想想，现在是周末，应该怎么度过一个快乐的周末呢？

这或许就是我从查尔斯·波利奎因那里学到的三个问题，它们也许很简单、很平常，比如说，你让自己美美地享用一顿晚餐，哪怕只是看到头顶的天花板，也可以让自己心满意足。写下这些想法，可以让你轻而易举地转移注意力。

我今天最感恩的 3 件事

你今天做了哪些让别人开心的事情?

别人今天做了哪些让你开心的事情?

你从这些事情当中学到了什么?

第 4 章

5 分钟静息练习，专注工作让精力更旺盛

每天至少花 5 分钟的时间练习静息。

我做父亲十几年了，但直到最近，我的孩子才开始一觉睡到大天亮。长久以来，我一直竭力面对抚养子女的艰辛。精力大不如前，而且我发觉自己很难像以前那么专心了，有时候，我甚至会向最亲近的人发脾气。

几年前，在我儿子大约 3 岁的时候，我开始尝试一些新的做法。我每天会在凌晨 5 点 30 分下楼，到户外冥想 10 分钟。有时候我会想，这么做有什么意义呢？实际上，我想做的事情，就是在脑海中整理出一份当天待办事项的清单。但有的时候，我的收获显然不止于此。慢慢地，我发现自己的精力越来越旺盛，不再像以前那样消极被动。

我虽然始终无法对事情立即作出回应，似乎所有事情都会慢半拍。但我不会坐在车里生闷气，睡眠质量也改善了，而且能更好地专注于工作。即便是在某些会议上，我也没有改变想法。我曾经认为冥想完全是浪费时间，似乎没有任何意义，但冥想的效果始终存在。

闭目养神，感受思维的敏捷

冥想（meditation）是一个内涵非常广泛的术语。有些完美主义者认为，冥想仅限于最传统的方式，即，盘腿席地而坐，默念诵经。但我认为，我们完全有更多方法达到同样的效果。我曾要求一位坚称自己无法冥想的患者每天花 10 分钟，闭目养神，静听她最喜欢的歌。我告诉她："希望你能全神贯注地欣赏音乐中的鼓声，感受音乐中的音调，我希望你关上灯，只是静静地听着，什么也不做，什么也不想。"

对我而言，这是一种音乐陪伴下的冥想。这是否就是音乐上的"正念"（mindfulness）呢？这也是在过去几年里我们经常听到的一个词。或许就是吧。虽然冥想和正念并不是完全相同的东西，但二者还是有很多共同之处。按照我的理解，"正念"就是全神贯注地面对你正在做的事情。但出于我们要表达的思想，我想扩大这些术语的内涵，并尽可能地让它们简洁明了。其实，它的唯一要求就是安静下来。

我们不妨从进化角度来理解这个概念：如果我们还生活在狩猎采摘的时代，那当然忍受不了百无聊赖或心如止水地一直坐在那里。毕竟，我们要步行狩猎，给火堆添柴，只有在晚上无法做生产活动时，才能坐下来，真正地什么也不做。我们全部的日常生活，或许是在漫长的平静中度过的，其间偶尔被充满刺激和压力的时刻所打断。尽管这已成为大脑和身体不断进化过程中习以为常的节奏，但现代生活环境显然不允许我们这样。我们竟然花大把时间去关注智能手机。这只是日常生活堕落的一个方面。

当然，任何收获都要投入成本。在我们有规律地做正念练习时，大脑的灰质会相应增加，冥想则会刺激神经元活动，这有助于改善睡眠质量，帮助我们集中注意力并降低血压。越来越多的研究表明，压力会让生活在肠道中的“虫子”改变成分，进而改变它们的相互关系。我们把这些“虫子”及其体内所包含的各种遗传物质称为“肠道微生物组”。在探讨“饮食”这个健康元素时，我们将深入研究这个令人难以置信的强大微生物组。但是，这数以万亿计的细菌不仅相互影响，而且还与整个身体相互作用，进而对健康产生巨大影响。它们的结构和多样性影响着从肠道功能到心理情绪的所有方面。针对小白鼠进行的研究发现，压力会改变它们的肠道微生物组。尽管我们不是老鼠，但我们完全有理

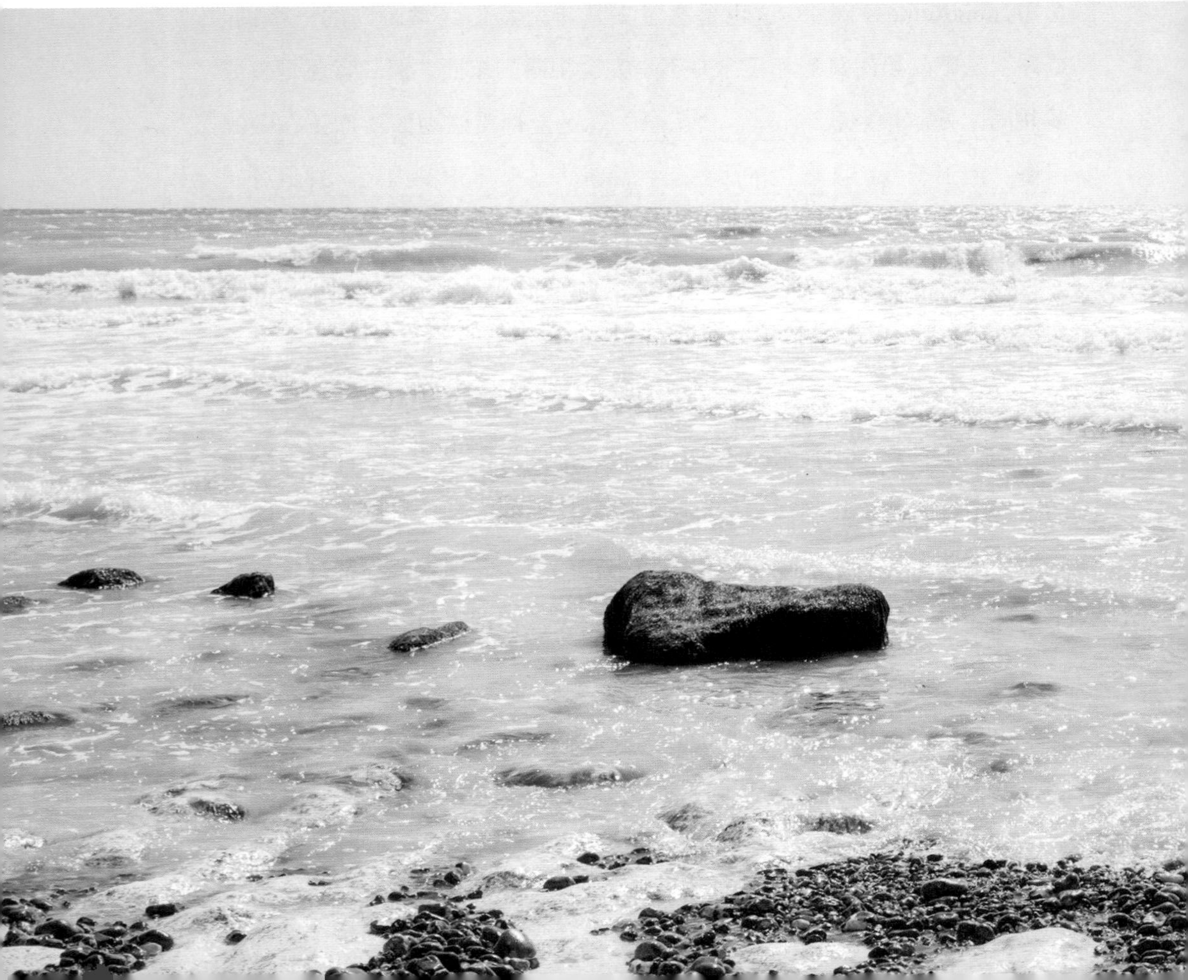

由认为人类也是这样的。因此，通过静息练习来减轻压力，可能会对其他方面的健康产生深远影响。

这都是我们原本应自然获得的天然优势，却在不经意间丢失了。人类本应该生气蓬勃，我们生来就思维敏捷。但是，随着现代生活及形形色色的现代型的干扰，我们正在丧失这些天赋本能。我们变得更加笨拙，我们的能力正在退化。我们正在丧失天才的敏捷思维所赋予人类的奇迹与力量。

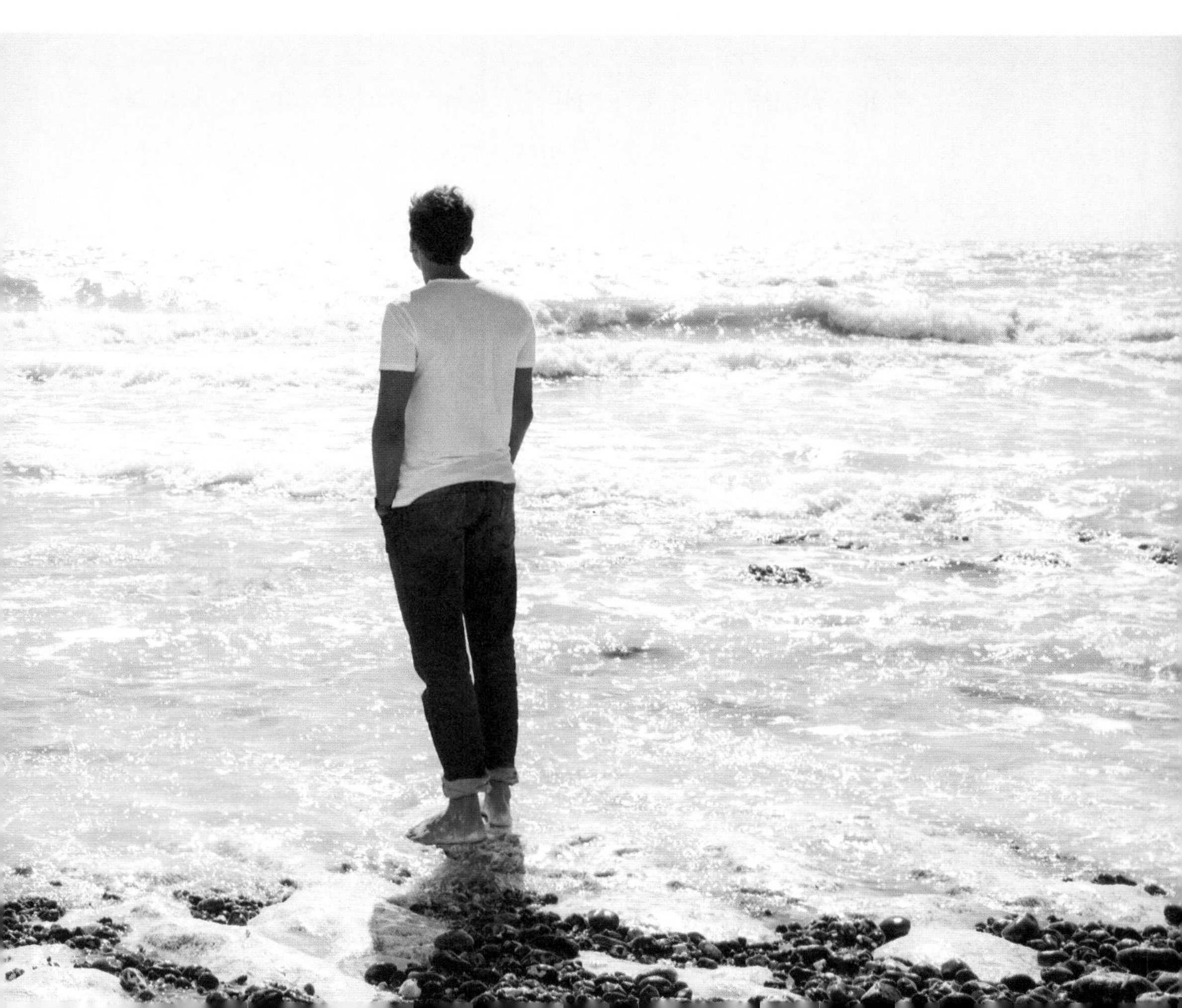

进入这种心理状态的一种简单方法，就是采取简单的深呼吸练习。通常，我们的呼吸是本能的、无意识的。但是，如果我们主动地、有意识地把自己的注意集中到呼吸上，就有可能带来深远的影响。当我们的呼气时间长于吸气时间时，副交感神经系统就会被激活，我们可以把这项练习当作一种休息方式。交感神经系统则与之相反，它体现的是一种战斗或逃跑反应模式，很多人将过多的时间用在战斗或逃跑反应模式上，留给休息模式的时间明显不足。

3-4-5 呼吸法：凝神静气，压力消失无踪

为此，我想出了一个简单的练习，称作“3–4–5 呼吸法”。再简单不过了，我们只需吸气 3 秒钟，然后屏住呼吸 4 秒钟，最后呼气 5 秒钟。这不仅容易记住，也很容易做到。

我记得曾接待过一位名为布莱恩的 48 岁患者，他在银行工作，工作压力确实很大。每到午饭休息的时候，他都会疯狂地抽 20 分钟香烟，以缓解工作压力。但是在午餐后重返工作岗位时，他依旧感到焦虑，而且这种焦虑感会持续整个下午，一直到下班才能解脱。这对他的睡眠造成了很大影响。因此，我建议他在午餐时间尝试一下 3–4–5 呼吸法。

对布莱恩来说，这确实是一个很陌生的概念，但他还是同意尝试。每到午餐时刻，他就在自己的汽车里练习几分钟，即便如此，效果依旧立竿见影。在随后的会面中，他告诉我，他的压力得到了很大的释放，焦虑也得到了缓解，这让他整个下午的注意力更集中，更惊讶的是，夜晚的睡眠也有了很大改善。这一切都源于他在午餐时间有意识地改变了呼吸节奏。在体会到这些益处之后，他开始延长练习时间，从最初几分

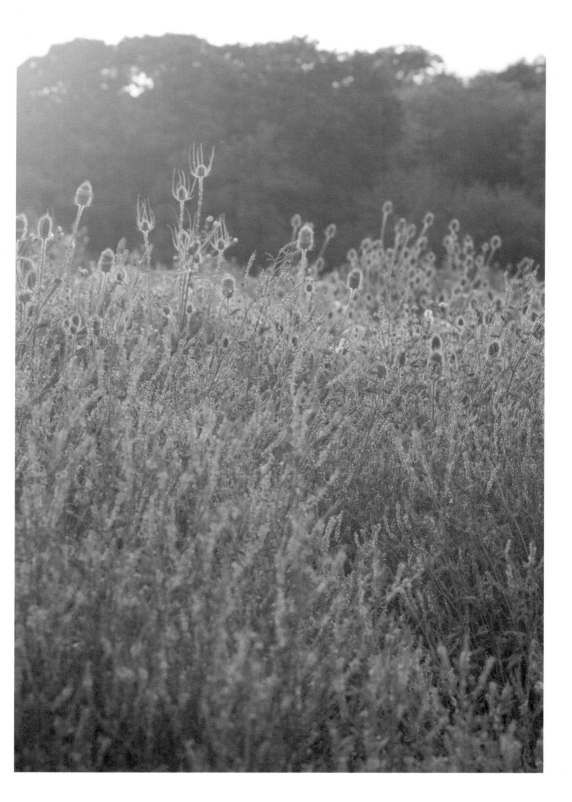

钟到现在能坚持15分钟左右。布赖恩就是从有限的尝试起步，日积月累，不断进步。所以说，你也能做到。其实，重要的就是开始。

实际上，就算每天只练习两分钟也是有益的。连两分钟都做不到？你是认真的吗？你能挤出时间早晚刷两次牙吗？我相信你能做到。因为从童年开始，我们就已经把刷牙当作一天中最重要的事情，因此，刷牙自然也成了我们每天最优先做的事情。或许现在是该重新形成生活习惯的时候了：每天拿出两分钟，进行有意识的自觉呼吸。尝试着每天在同一时间做这件事，只要开始，你就有可能让它成为一种习惯。

在和患者讨论这些想法时，我发现最主要的一个问题，就是他们总以为自己做不到。但我逐渐意识到，这根本不是问题，只要能找到合适的静息练习方式，所有患者都能做得很好。

另一个问题是过早放弃。患者常常会说："医生，我已经试了两次了，但还是做不到。"在这种情况下，我会问他们："如果我要求你参加伦敦马拉松比赛，你会跑两次或者三次26英里（1英里≈1 609.34米）然后说'我做不到'，还是会慢慢地适应、循序渐进呢？"大多数人都明白，要跑完一场马拉松，必须进行长期的身体训练。同样，要习惯静息练习，也需要训练自己的思维和意志。

如果你喜欢盘腿坐在椅子上，嘴里轻声哼哼或凝视面前的蜡烛，当然也是不错的方法。归根结底，在这个问题上，根本就不存在对错之分。上百万种冥想的方式，总有一种适合你。当然，你可以在走路时冥想。下次外出时，尝试着把注意力集中到脚步上，全身心地体会脚接触地面的感觉。你还可以留意微风中摇曳的树木，凝神静气、全神贯注。毋庸置疑，这和你边走路边发短信、电子邮件或是查看社交媒体相比，是两种完全不同的体验。

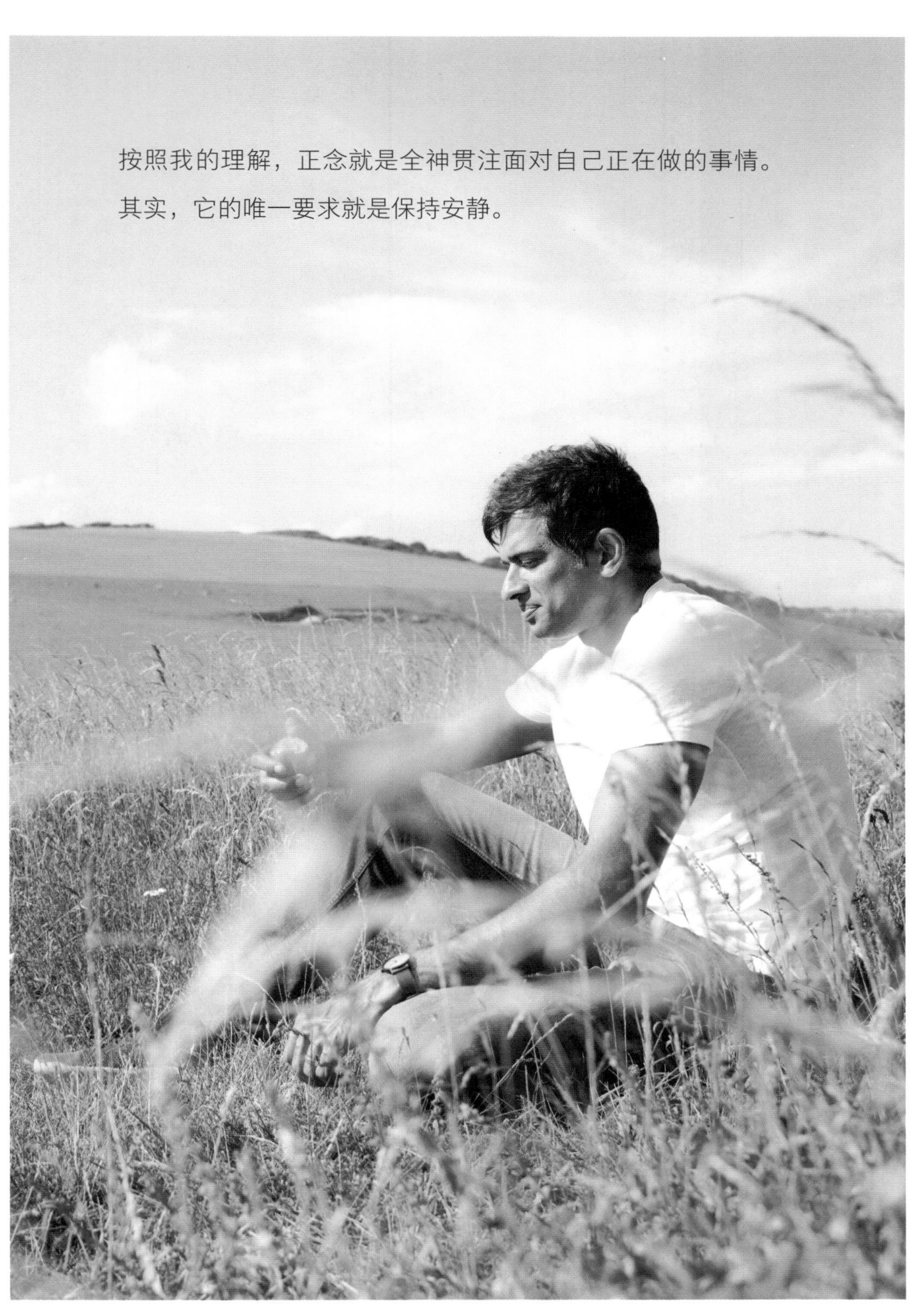

按照我的理解，正念就是全神贯注面对自己正在做的事情。其实，它的唯一要求就是保持安静。

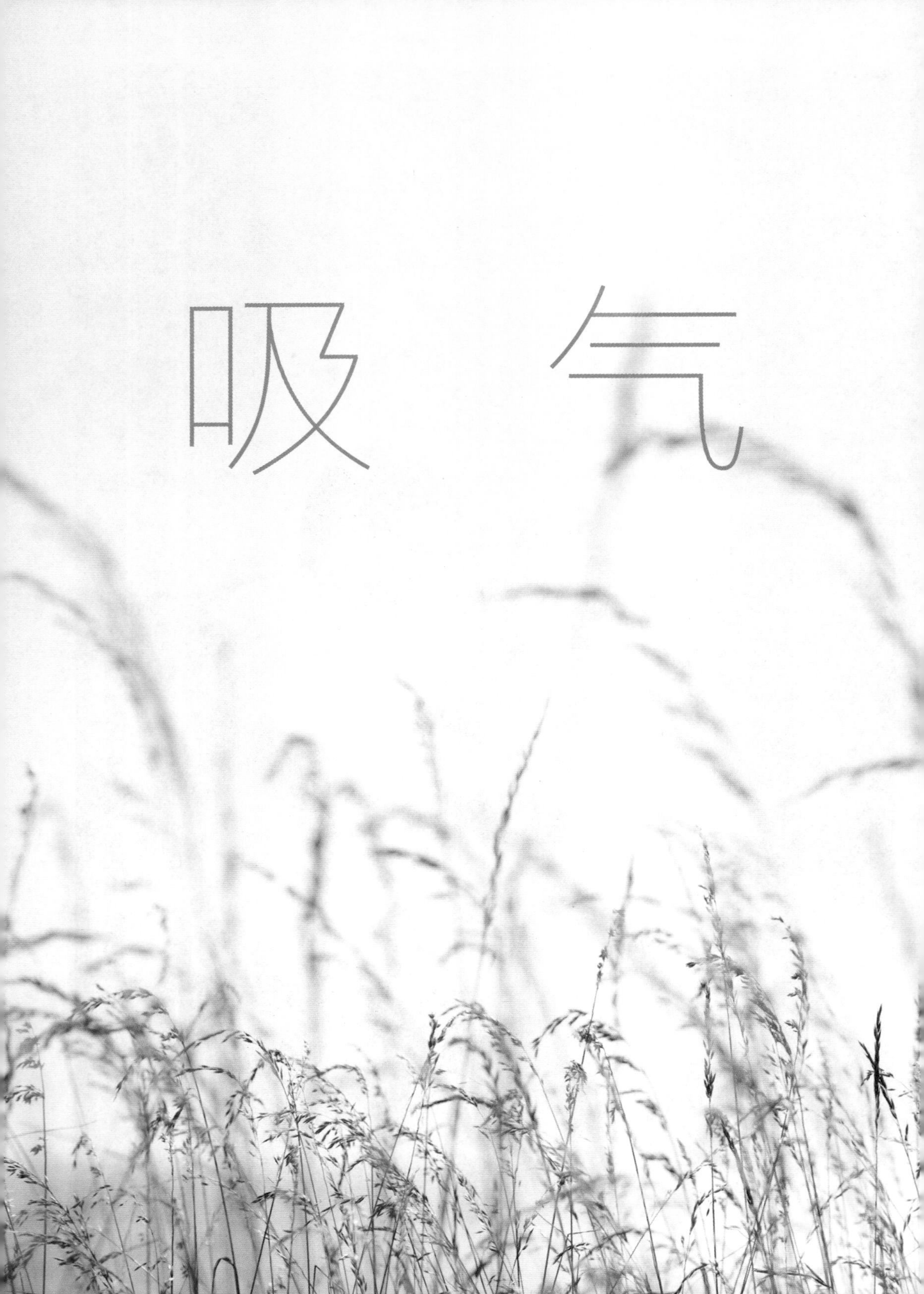
吸 气

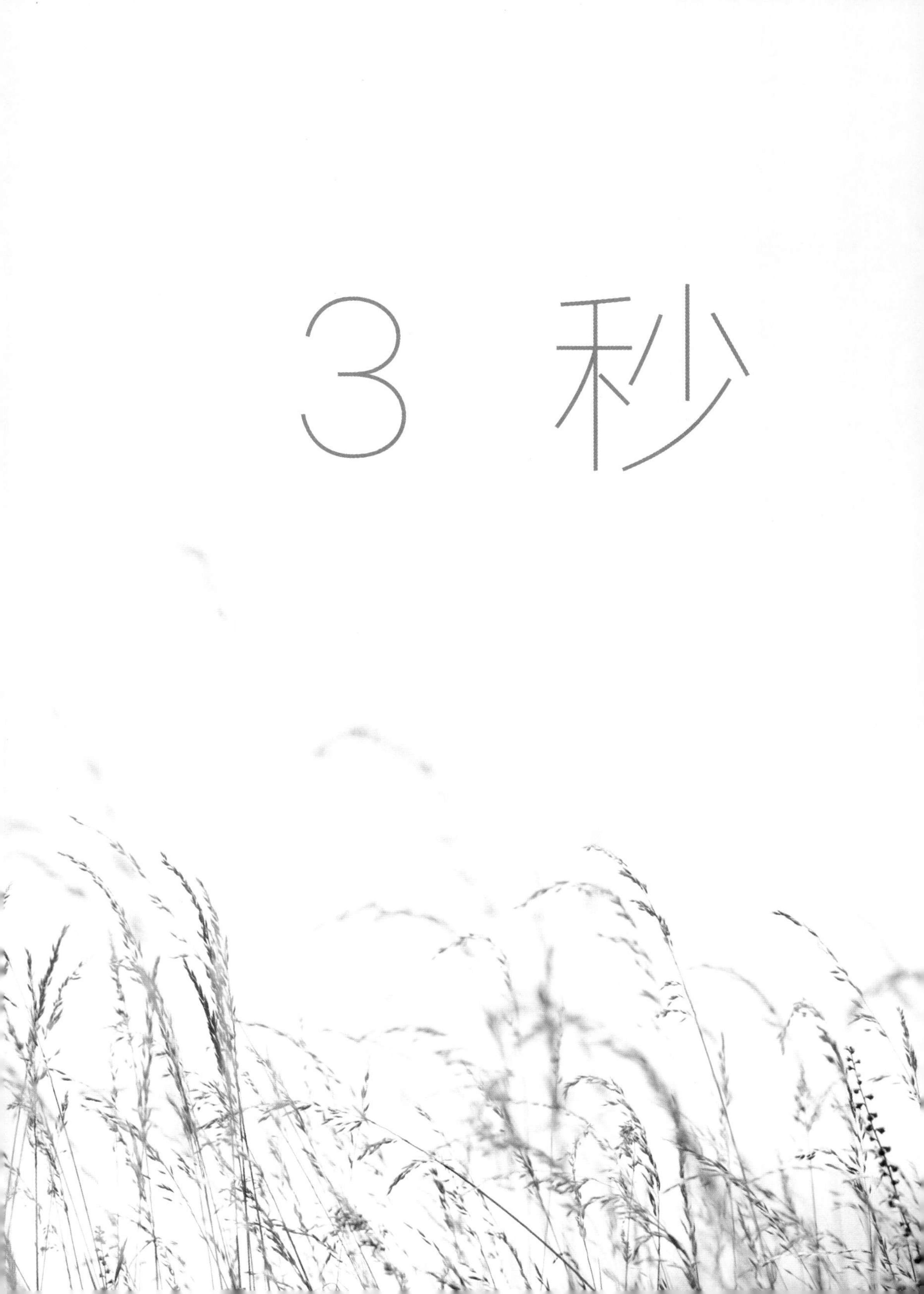

3 秒

屏　气

4 秒

呼　气

5 秒

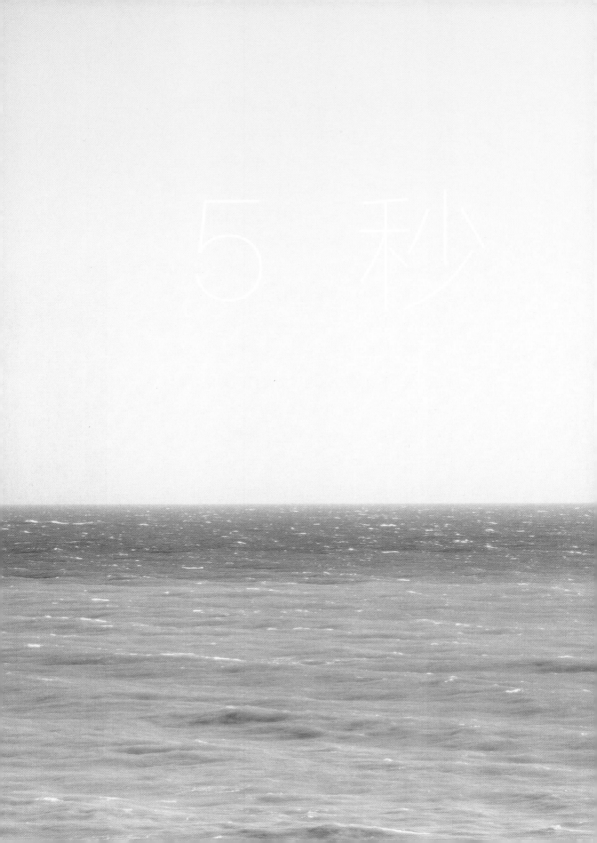

打太极拳是一种在运动中进行的冥想。你可以像布莱恩那样，在午休时间练习 3-4-5 呼吸法。你也可以像我这样，下载一个指导冥想练习的应用程序。我认为应用程序的优点在于，它可以让我感觉自己正在做某件事情。把耳机塞进耳朵，然后播放指导软件，现在就行动！然后，你就可以按语音指示进行操作了。不过，我的妻子却无法忍受这样的方式。在冥想时，耳边有声音就让她难以忍受，这时不妨关掉音乐。在安静中静心屏气也不错！所以说，我们可以采取任何适合自己的方式。甚至可以每次用不同的方法，交错着，乱中求静！

因此，在这方面没有规则可循，只需选择你喜欢的方式，并开始实施，哪怕每天只花几分钟。你可以随时随地去做这件事，让它成为早起后的第一件事，或者晚上睡前的最后一件事。也可以在午餐时间到自己的汽车里做这件事。或者让自己完全沉浸在美味的制作过程中，来一次倾情的烹饪如何？

阻碍我们成功的另一个常见障碍就是自我判断。如果你觉得困难，就不要自欺欺人。在英国广播公司拍摄的一部系列片中，我出镜了。按照要求，我需要打太极拳，这是我第一次尝试打太极拳，觉得自己根本就做不到。导演一直告诉我放轻松，但我似乎根本就无法做到。长期以来，大多数人都没有机会潜心思考，所以，我们也不应该指望自己可以做到轻松入镜。

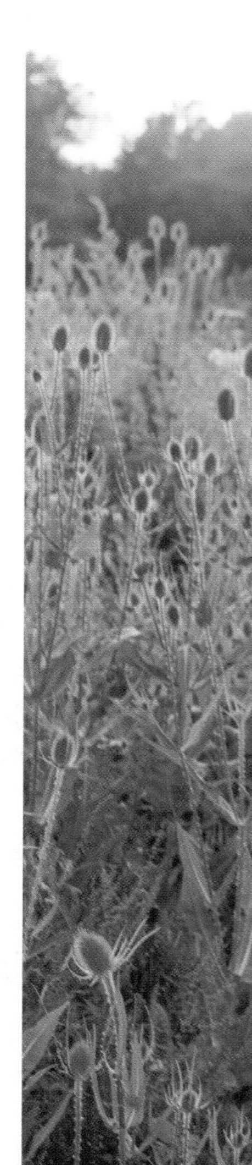

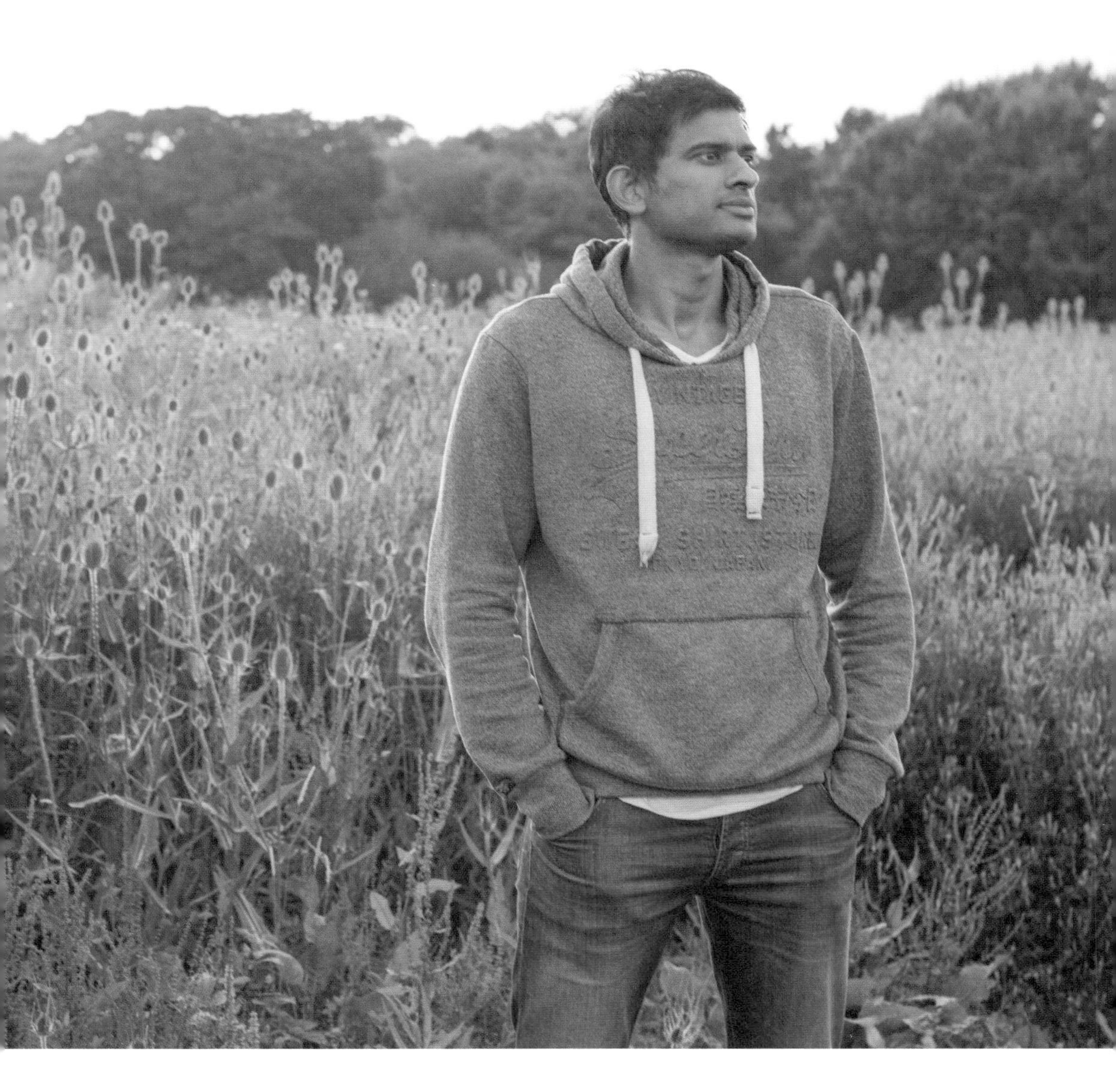

不要对自己太过苛刻。如果你的思想正在高速运转，就让它们暂时飞奔一会儿也可以，只要保证你能把控自己正在做的事情就行。不管怎么说，和昨天相比，这仍是一次巨大的进步，因为在那个时候，你根本就不知道自己的思想只是在漫无目的地狂奔，而你只是在这匹野马的无情踩踏中迷失了自己。

长大成人后，我们逐渐丧失了追求平静的天赋，而现实生活中的所有压力和责任纷至沓来。这就是我们可以从孩子身上得到很多启发的原因。他们无须承担多重任务，他们只关心自己正在做的事情。当我看着儿子玩耍时，他有时甚至听不到我在说什么，因为他全部的注意力都集中在刚拿到手的乐高玩具上。如果我的女儿在画画，那么我很可能也会被忽视，因为她已完全沉浸在绘画中。

这恰恰就是泰格·伍兹（Tiger Woods）在高尔夫界占据一席之地的原因，正是凭借高超的技术和专注的注意力，他才领军高尔夫球坛。当泰格·伍兹这样的球星完全投入比赛时，根本就听不到球场的噪声，完全沉浸在比赛中。在他们的眼里，只有自己和球，看不到其他任何人，他们已经进入了忘我的境界。实际上，他正是以自我的，而且非常经典的方式练习正念。此时此地，他们的世界里只有自己。心理学家有时把这种情况称为“心流”[①]。

① 在心理学中是指一种人们在专注进行某行为时所表现出的心理状态。如艺术家在创作时所表现出的心理状态。通常在此状态时，他们不愿被打扰，也称抗拒中断，是一种将个人精力完全投注在某种活动上的感觉。心流产生的同时会有高度的兴奋及充实感。米哈里·契克森米哈赖（Mihaly Csikszentmihalyi）认为，使心流发生的活动有多样性。

体验“心流”：完全沉浸在喜欢的事情中

“心流”不只是超级运动员或僧人的专属境界。我们每个人都能体验到属于自己的心流，只不过我们需要被引导，才能找到进入心流状态的入口，毕竟每个人都不一样。

此外，我们需要严格安排时间，确保不受干扰，否则我们将永远无法到达那种状态。和其他人一样，我也容易受到现代社会的干扰。即便是在撰写这本书的时候，我发现自己也经常会因为短信、电话、漫不经心的网页浏览或是漫无目的地查看社交网站而分散注意力。因此，我只能关掉手机来强制自己完成。

我曾在很多情况下感受过心流状态。我是个敏锐的音乐家，一生的很多时间都花在写作和表演上。每当我创作新歌曲时，会完全沉浸在创作过程中。在录音室剪音轨时，8 个小时往往像 8 分钟一样转瞬即逝。为什么会这样呢？因为我已经完全进入了心流状态，完全沉浸在自己的工作中！因此，时间将以不同的方式流逝。这是一种超静止的状态。当日常生活带来的压力和干扰被阻隔在大脑之外时，我们的思维便进入专注的巅峰状态。

人们越来越意识到很多人在失去这种本能，这也带来了成人彩色图书的日渐普及。令人不可思议的是，我们的思维在面对色彩时是多么安静，这或许就是我们重拾本能的首个切入点。如果你更熟悉瑜伽的话，那么或许听说过瑜伽的“Surya Namaskar”系列动作，即拜日式练习。这套动作包含一系列受控式运动和呼吸。如果能认真进行 5 分钟的拜日式练习，就可以让你神奇地恢复精力，满血复活。

我们可以用不同的方式做 5 分钟的静息练习。练得越多，你就会发现自己越容易进入静息状态。更理想的是，如果能让每日 5 分钟的练习成为一种习惯，你会发现健康第一要素——休息的最高潮，15 分钟的自我时间会因为你的精神高度集中而更有效。

如果不够幸运，无法保持每日 5 分钟以上的时间沉浸在喜欢的静息练习中，请抓住这些能练习静息的机会：在汽车里、在咖啡店……你可以随时随地进行这项练习。即便是在服装店的试衣间里，也不妨试试让自己宁心静气。如果你的智能手机安装了指导程序，而且随身携带耳机，那么任何场合都能为你创造静息的机会。很多次我甚至在火车上做这件事。

友情提示：尽量在每天的同一时刻练习。这样，每到这个时刻，它就会成为一种自然而然的习惯。只要你有意识地改变习惯，就能在无意识间改变自己的生物钟。这些看似微不足道的日常小决定，可能给身体带来与药物相同的效力。假如有一种药物能带来与规律性静息练习相同的益处，那么这种药物会价值连城。

在理想的情况下，我们的目标应该是每天至少练习 10 分钟。但你无须从这个目标开始。有必要的话，我们可以慢慢开始，循序渐进。即使每天两分钟也是个不错的开头。如果你从未做过，这可能令你望而生畏。如果长期生活在焦虑中，你当然不敢奢望能迅速心无旁骛地静下来。

还记得你上次完全沉浸在喜欢的事情中是什么时候吗？是什么让你进入这种完全忘我的境界？是烹饪、绘画，还是修理汽车引擎？不管是什么，抓住这个机会，全身心地拥有并把握它们。不断地练习吧！把它作为获得宁静的一种方式。

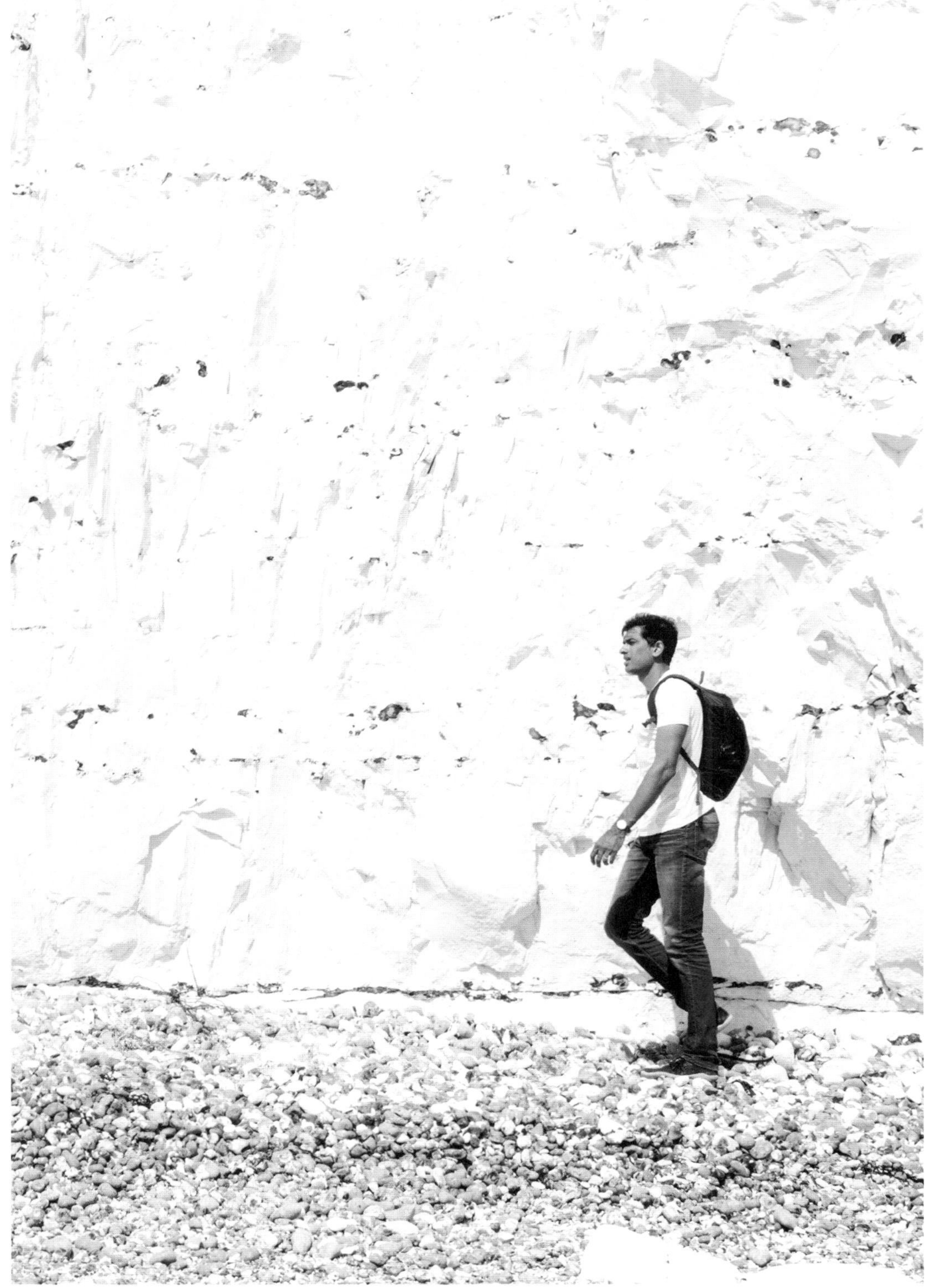

我“亲测有效”的静息小妙招

要想在这个环节取得成效，我们就需要每天进行专门性的静息练习。因此，我的首要建议，就是进行冥想或深呼吸。

使用“Calm”之类的应用程序进行冥想

深呼吸

瑜伽呼吸练习，例如通过左鼻孔吸气默念 4 个数，然后屏住气息默念 4 个数，再用右鼻孔呼气

3-4-5 呼吸法

用 5 分钟的时间涂色

静坐，将全部意识集中到自己的感觉器官上，比如，感觉落在地板上的脚、吹拂在脸颊上的微风等

心无杂念地聆听自己喜欢的音乐——戴上耳机、闭上眼睛、全神贯注

第 5 章

每天全家人围坐进餐，那是获得平静的珍贵时光

每天在餐桌上吃一顿饭，
大家一起用餐时，最好不要带任何电子设备。

在我还是个孩子的时候，妈妈总是花很多时间为全家人做饭。在印度，几乎每个人都是从小就开始做饭。我的父母都是在加尔各答长大的，这只是当地人生活方式中不可缺少的一部分，但是，生于 20 世纪 80 年代，在英格兰北部长大的我，根本不知道自己有多幸运。

妈妈每天给我们做一大堆香气扑鼻的美味佳肴，然后把它们装在尺寸合适的盒子里，整整齐齐地放在冰箱中，那种感觉可想而知。只要肚子饿了，我可以随时冲向冰箱，拿出一盒，倒在盘子中，然后用微波炉加热一下，随后开吃。我最喜欢的当然是咖喱鸡肉饭。还记得小时候，我迫不及待地在微波炉前面踱来踱去，等它发出“砰”的一声后，我就会坐在餐厅的椅子上，往盘子里倒进几滴浓郁、甜美、辛辣的咖喱，搅拌均匀，再用勺子铲起来，将热气扑鼻的咖喱饭送进嘴里。那简直是像在天堂一般的感觉。

随着年龄的增长，学校的考试压力也越来越大，这种情况肯定会让我们慢慢地养成不良习惯。当然，受影响的不仅仅是我。我和几个兄弟放学回家，一起把晚餐放在微波炉里加热，之后各自端走自己的晚餐，在沙发上坐下，边看连续剧，边用手抓着饭吃，在匆忙中结束了晚餐。我终于明白了为什么我的同胞认为他们为节省时间做出了贡献：饭菜混在一起确实能节省很多用餐时间。如果这时恰好有爱喝的汤，花太多时间吃饭的我们就只能贪黑写作业了！

同胞们的办法当然没有错，这确实给我们省出了宝贵的学习时间。但我们失去了一些东西，一些我认为在当前更可贵的东西。我们失去的是无法用金钱衡量的感情——全家人围坐在一起，闲聊、大笑、争论，做一家人团圆时应该做的事情。而今，我们失去的恰恰是这最淳朴和珍贵的联系。

来场“篝火对话”，孤独感消解于无形

“篝火对话”，这是平静、反思，更是沟通与联系的一段时光。

数十万年前，当人类的身体构造在进化的缓慢推动下不断成熟时，人们料想不到如今的我们竟这样自我吞噬。早在我们靠打猎、采集生存的部落时代，我们很可能就已经对生活真相有了清醒的认识，因为在世界上某些与现代文明脱节的地区，仍存在着许多这样的部落。生活在纳米比亚丛林中的原住民布须曼人就是如此。研究他们行为模式的学者揭示了他们在全天不同时段的有趣转变。

白天，他们交流的话题大多紧贴实际结果，比如说，可行的狩猎策略和部落内部分歧的调解。但是太阳下山后，这一切都变了。坐在

篝火旁，他们 81% 以上的谈话内容是在分享各自的经历。研究人员把这个现象称为“篝火对话”。这是一段平静和反思的时光，但最重要的，这或许是一段沟通和联系的时光。

直到最近几年，人们才逐渐意识到社交联络对身体健康的重要性。因为我们已进化为群居动物，只有生活在大群体中才能感到快乐，所以大脑通常把社交孤立理解为一个重大问题。这种情况下，身体再次认为它受到攻击，于是进入紧急状态。

孤独人群的应激性皮质醇激素水平往往更高。还有证据表明，社交孤立会触发我们的战斗或逃跑反应，导致慢性炎症的发病率增加。在 2012 年开展的一项大规模调查中，研究人员通过 10 万人以上的数据发现，与社会脱节和吸烟对人类产生的不利影响相当，是肥胖症对人类造成的健康危害的 4 倍。另一项长期跟踪孤独感影响的研究发现，2002 年的孤独人群与 6 年后的死亡人群间存在较大关联。

长期研究孤独问题的心理学专家约翰·卡乔波（John Cacioppo）教授将这种状态比作疼痛、饥饿和口渴。他说：“至少你不想长时间处于这些状态中。但每个状态都已演化为一种令人生厌的生物信号，刺激我们去做对自己有益的事。身体上的疼痛促使我们主动照顾我们的物理躯体，而孤独感则会促使我们去照顾自己的社会躯体。”

边看电视边吃饭，不知不觉吃更多

这也是我建议一定要在餐桌上吃饭的原因。我知道，纳米比亚丛林中的原住民布须曼人肯定不是这样做的，但这种问题的关键显然不在家具，而是大家欢聚一堂的氛围。在现代社会，帮助我们沟通联系、进行

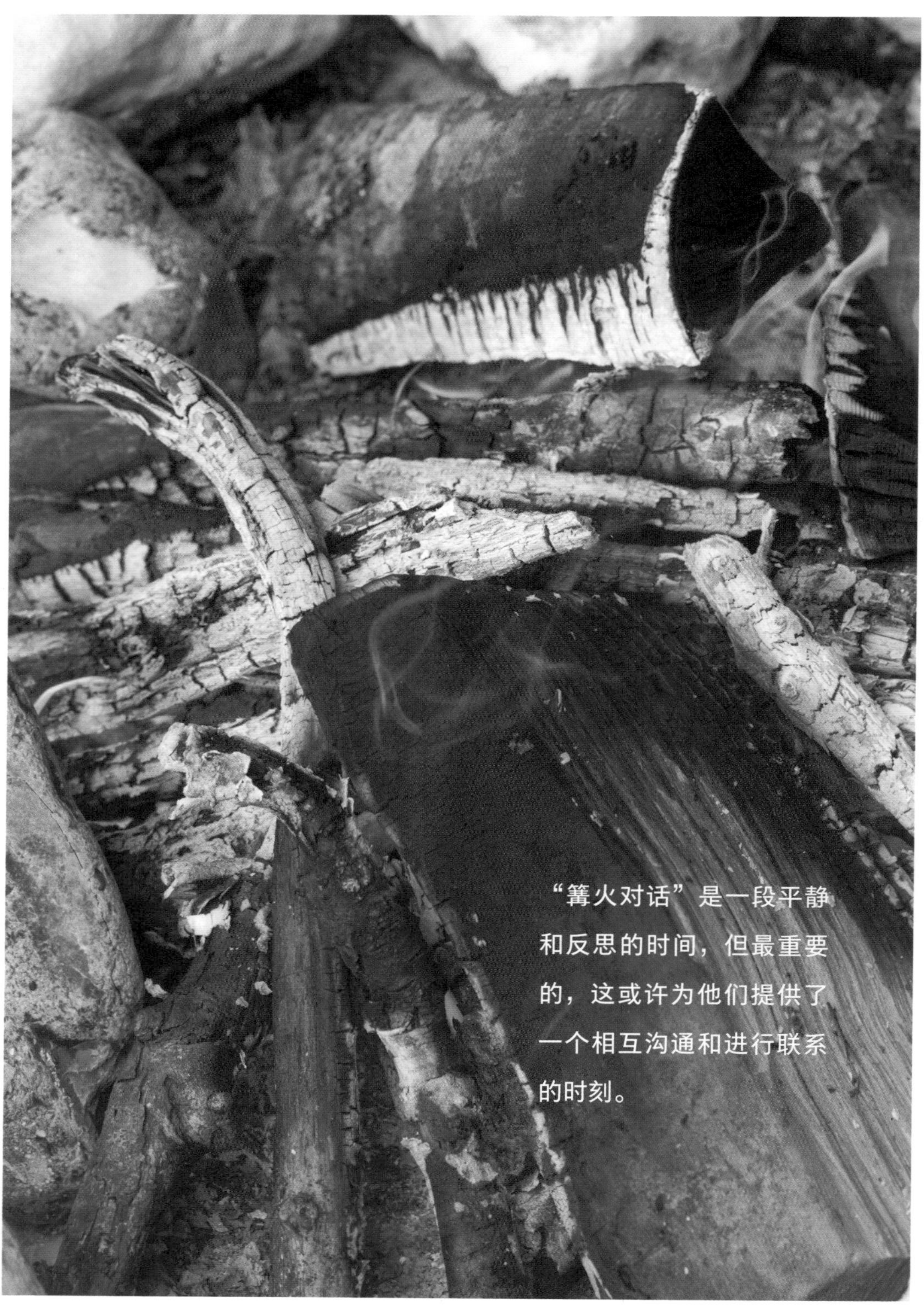

“篝火对话”是一段平静和反思的时间，但最重要的，这或许为他们提供了一个相互沟通和进行联系的时刻。

"篝火对话"的是餐桌，而不是"篝火"。

这不是餐桌唯一的优点。坐着能帮助我们摆脱战斗或逃跑反应模式，让我们进入休息模式（可参阅上文）。在休息模式下，我们会更好地消化食物。在餐桌上吃饭，意味着我们可能吃得更多。伯明翰大学学者的一项研究表明，在电视前吃饭时，我们不仅吃得比平常多，还会在当天晚些时候摄入更多卡路里。

这是为什么呢？我们可能惊讶于饥饿不是影响饭量的唯一因素，因为记忆也是一个重要因素。如果我们坐在电视机前，一边全神贯注地看着自己最爱看的最新纪录片，盯着屏幕上疯狂追逐羚羊的猎豹，一边呆呆地把食物塞进嘴里，那么我们就可能感觉不到饭菜的味道，并迅速接收到"我饿了"的信号。因此，注意力也同等程度地扮演了影响食量的重要因素。在大约 20 分钟的进食后，大脑便开始发出"我饱了"的信号。这些信号一定程度上取决于真实的食物摄入量，这个数据不仅来自我们吞咽的大量食物，还包括看到、闻到和品尝到的食物量。

在 20 年前，一家人围坐在一起吃晚餐还是很常见的。几乎每所房子都会留有一个足够全家人共进晚餐的空间。如今有些家庭甚至没有餐桌。几十万年来，共同进食始终是人类生存的一个基本条件。但在过去的几十年中，很多家庭几乎完全抛弃了这种用餐方式。我们的餐厅被拆除，总是给全家人看电视留下更大的空间。但这种状况不一定会持续下去，因为我们有很多不同的选择来满足所有预期，比如在空间有限的情况下，使用折叠式餐桌。

最近珍妮和保罗这对夫妻经常和我碰面，在我的建议下，他们开始有意地一起进餐。51 岁的珍妮一直在想方设法减肥，饱受情绪波动的折磨。同时，她 52 岁的丈夫保罗睡眠不佳，每天要花两个小时通勤。

他经常很疲惫，腰部也开始堆积脂肪。而 5 年前，这家伙还有着一副颇为健硕的身材。

他们选择共同进餐，并将加工饮食调整为天然饮食。一个星期后，他们告诉我，他们觉得自己仿佛换了个人。现在，他们交流得更多，开始了解对方的日常，更关心吃什么以及吃多少。当然，我很难判断到底是一起吃饭，还是饮食的调整产生了这个成果。实际上这不大重要，关键之处是临界点。这两种健康方案将他们引向了正确的方向，让他们经过了一个量变引发质变的临界点。他们吃得更好，吃得更少，两人之间感觉更加亲近。仅仅这些变化就足以带来深远的影响。

我的每日共同进餐时光

创造一个可以和家人朋友待在一起的空间

与家人朋友坐在一起闲聊

与家人朋友共同进餐

一定要在餐桌上吃饭

吃饭时不要玩手机或看电视

吃更天然的食物

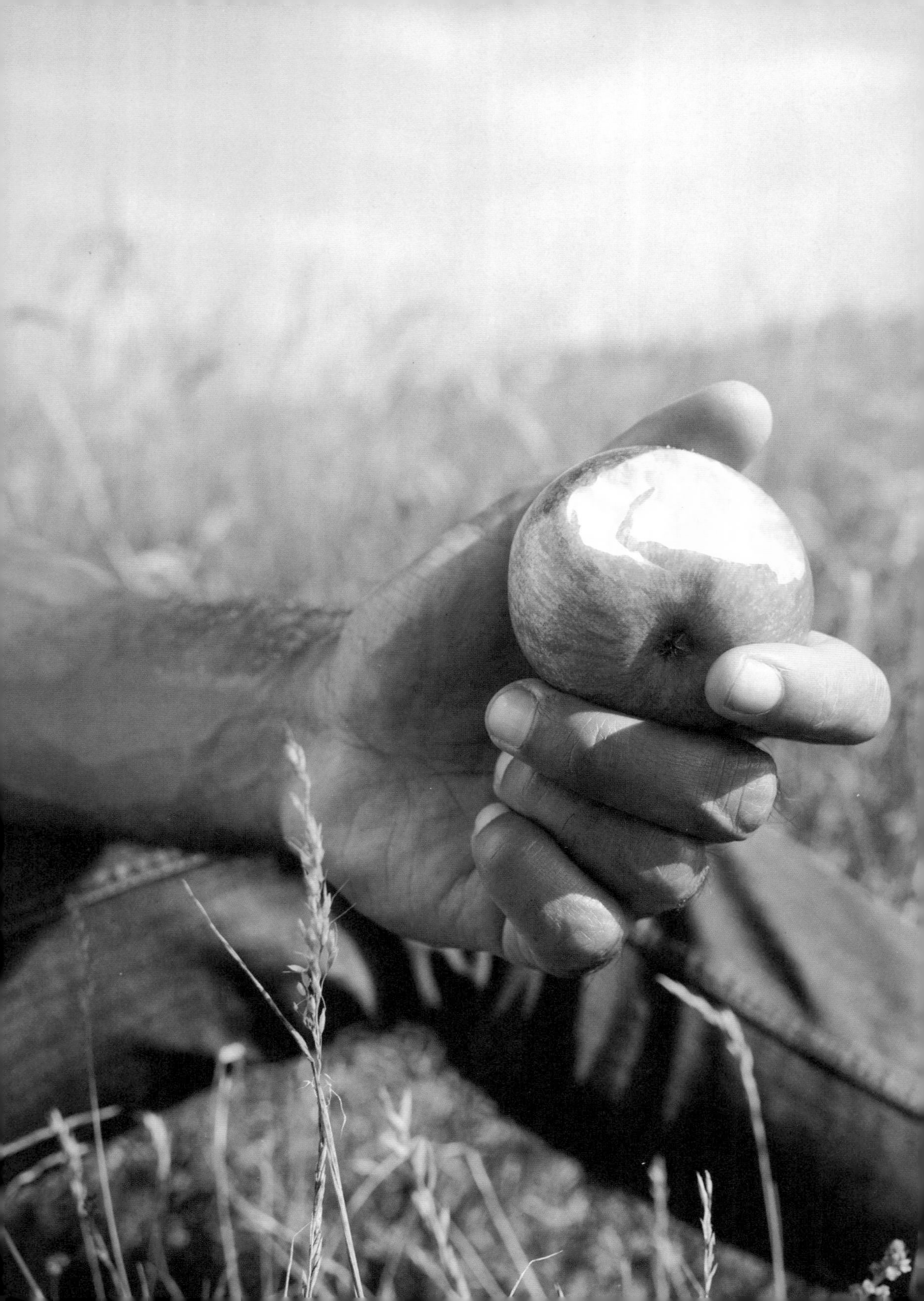

第二部分

饮食

有关健康饮食的冲突性建议不计其数，人们各执一词，难分伯仲……对人类这种见机行事的杂食动物来说，注定不存在放之四海而皆准的万能方案。

也许是因为我们生活在一种过度迷恋外表的文化中，因此，我们正在逐渐陷入一种危险的谬论——饮食的唯一目的就是维持体重。它迫使我们执拗地专注于脂肪和碳水化合物。我们中的很多人，尤其是超过30岁的人开始越来越多地听信：我们应该接受更多的低脂饮食。但直到最近，人们才意识到，这些建议至少在一定程度上具有误导性，并给我们带来一些意想不到的后果。在实践中，剔除脂肪往往意味着增加糖分以及精制的深加工碳水化合物，最终的效果几乎完全可以预见。此外，我们还忘记了另一个事实：脂肪，而且只要是适量的脂肪，可能对我们是有益的。

但也不必矫枉过正，认为健康饮食就是富含高脂肪的饮食。实际上，人们总有一种过度校正和过度简化的趋势。似乎有无穷的诱惑力让我们认为这个世界上确实存在某种完美无瑕的饮食，而要实现完美的健康，我们唯一要做的就是找到这个完美的食谱。当然，很多人认为他们已经找到了这份秘籍：低脂肪、低热量、高蛋白、低碳水化合物、普通素食主义、严格素食以及形形色色的独家秘籍。当然，这些方案对某些人是有效的，但注定不存在一个放之四海而皆准的万能方案。

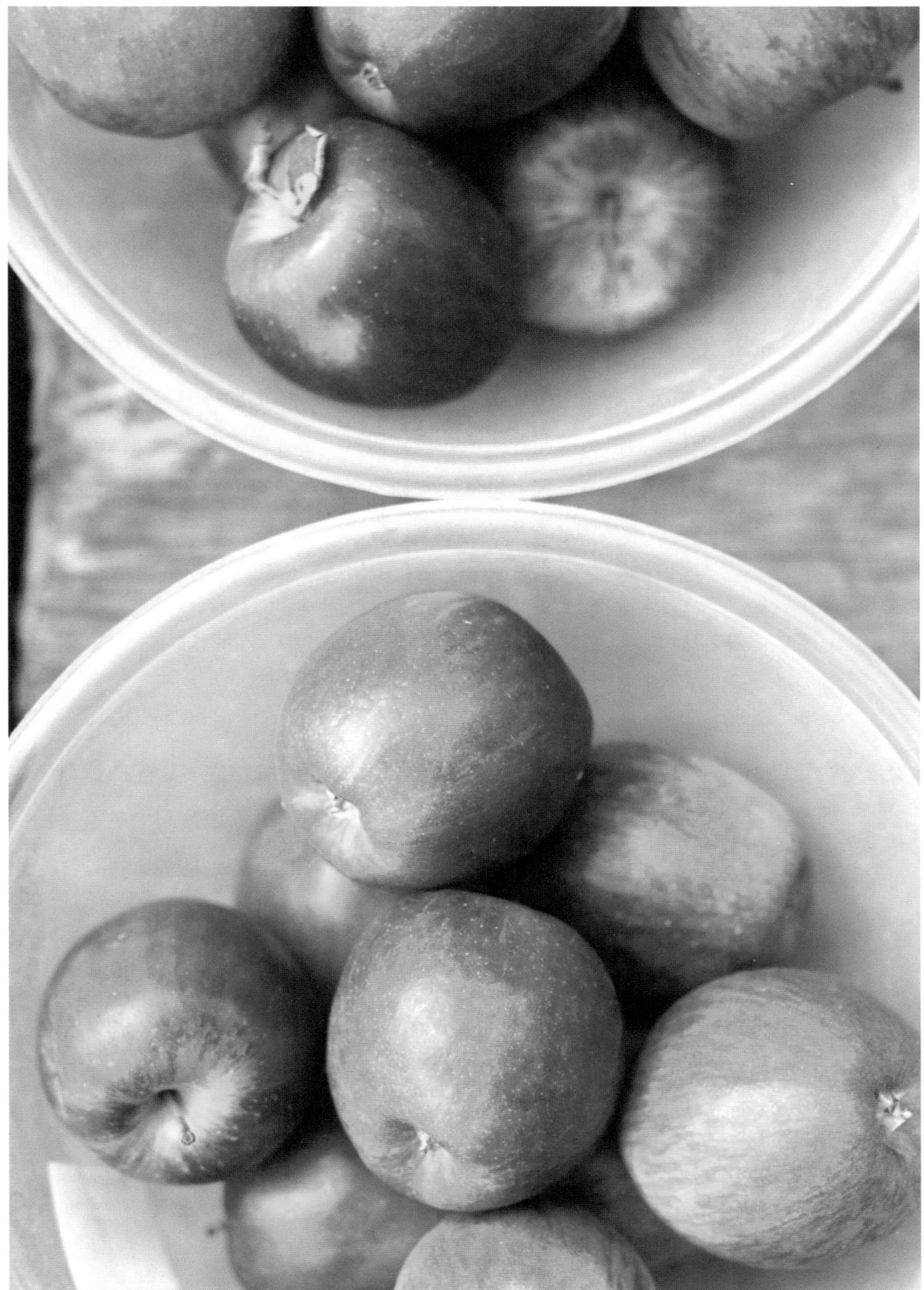

当下饮食文化中的一个大问题是，有关健康饮食的冲突性建议不计其数，而且各执一词，难分伯仲。不过，与大家想象的或许恰恰相反，我认为这些问题根本就算不上问题。假如你认为，作为素食主义者或者坚持自己对“原始人饮食法”（paleo）的解释确实适合自己，那当然是好事。但是我完全拒绝接受存在某一种确实适合所有人的最佳饮食方案。

请记住，人类永远是见机行事的杂食动物，在饮食上同样具有强大的机会主义倾向。在整个历史中，我们的饮食都是由地理环境和气候决定的，不是由我们自己的偏好决定的。我们可以选择所有我们能获得的食物。这意味着，在此基础上进化而来的人类机体，可以在各种饮食文化中取得发展。

“蓝色区域”：百岁人口超平均 10 倍，饮食无特别

在全球各地，都存在着一些明显无法解释的神奇飞地[①]：在那里，超过 100 岁的人口比例远远超过全世界平均水平的 10 倍之多。这些长寿老人始终保持良好的健康状态，患有阿尔兹海默病、心脏病和中风等慢性退行性疾病的比例明显低得多。这些不可思议的长寿地区被比利时科学家米歇尔・普兰（Michel Poulain）称为“蓝色区域”（blue zone）。

你或许会猜想，营养学家肯定已对这些蓝色区域进行了广泛研究，以期找到一种“真正健康的饮食”。那么，你猜他们发现了什么？蓝色区域长寿的秘密是低碳水化合物吗？还是素食主义？抑或不含麸质饮食？都不是。他们的真正发现是，这些老寿星们吃得五花八门，几乎无所不包。有些人经常吃肉；有些人坚持素食主义，比如加利福尼亚州的

① 一种特殊的人文地理现象，指隶属于某一行政区管辖但不与本区毗连的土地。

基督复临安息日会的教友；有些人的饮食中包含了更多的鱼，而其他人则把红薯等高碳水化合物食物作为美食，譬如居住在日本冲绳的岛民。

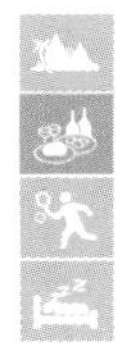

什么样的饮食原则最适合你？

在饮食这个问题上，采取综合性建议存在一个明显的缺陷：每个人最适合的饮食方式确实完全取决于他们自身的适应能力和健康状况。对那些二十年如一日糟蹋自己身体的人来说，要和身体状态相对良好的人到达同一水平,显然需要对他们的饮食做更大调整。随着年龄的增长，适合自己的最优饮食结构可能会发生变化。比如说，适合健美运动员的饮食肯定不同于对孕妇最有利的饮食。同样，最符合儿童健康要求的饮食也肯定有别于适用于八十岁老人的饮食。

即便如此，在所有蓝区饮食中，我们还是可以看到某些具有普遍性的基本原则：

- 都不食用加工食品。总的来说，他们吃的基本是新鲜、未经加工的本地产品。
- 他们都习惯于坐在一起共同吃饭。
- 他们只吃应季食物。
- 尽管也有点心，但仅适用于非常特殊的节日期间，比如圣诞节和复活节，而不是在每天放学之后，或是每个周五、周六吃点心。

这也是我打算重点强调的饮食原则。

微调饮食，从每日“微早餐”开始

在饮食这个基本健康要素中，我建议采取五种健康方案。每一种方法都将有助于我们改善健康状况，而且值得庆幸的是，我们可以在这五种方法之间发现某种联系，因此，只要你开始尝试其中的某一种方法，那么，其他四个方法也就自然而然融入其中了。这些方法适用于每个人，不管你是什么进食类型者——肉食者、鱼素者、轻素食者，还是严格素食主义者，概莫能外。

这些方法的本质上具有可行性和可持续性，因此，我们完全可以按适合自己的节奏调整饮食。对那些面对诸多选择的人而言，我建议首先从“去糖化”和“每日微早餐”开始。这些措施可以迅速改善你的自我感受，便于我们采取其他健康方案。

我的谷类食品和乳制品断食建言

尽管它不是“四大健康要素”的一个具体部分，但我还是准备与你们分享一种改变众多患者生活的健康方案——排除食物法（elimination diets）。这些饮食方法曾引发激烈争论，人们始终对其存在大量困惑和情绪。以下是我的观点。

脱离麸质

在长期的进化过程中，人类开始食用一切能获得的东西，最常见的当属肉、鱼、蛋、蔬菜、水果、坚果、种子和豆类。小麦和大麦等谷物是较晚出现的品种，我们也进化到把它们当作食物的地步。与某些专家不同，我不完全排斥谷物，但在治疗某些有关节痛、头痛或湿疹等特殊病情的患者时，我往往要求他们四周之内禁食含麸质的谷物。这意味着，患者要彻底远离面包、面食及其他谷类食物。很多人对这些食物有过敏反应，但没意识到这个问题，因此将它们从饮食中剔除或许有助于缓解炎症。

戒除乳制品

这个道理同样适用于乳制品。部分人似乎对乳制品有耐受性，食用乳制品对他们的健康有诸多益处。但很多人对乳制品有不良反应。研究显示，全世界至少有 75%的人对乳糖不耐受，乳糖是一种存在于牛奶和奶酪中的糖[①]。在英国这个问题仅在某些特定族群中较为普遍，如亚裔和非裔人，因此这一数字较低。即使你没有乳糖不耐受问题，依旧和相当数量的英国人一样，对乳制品中的其他成分有过敏反应，如奶酪蛋白。

在我接待过的患者中，很多人大多数时候完全没有意识到自己也有这种过敏反应。因此当多年的顽疾突然消失，他们自然会惊诧不已。我最近接待了一位多年受严重烧心和长期干咳困扰的患者。此前他曾接受过多种药物治疗，见过数十名专科医生，先后经历 4 次穿孔内窥镜检查，但始终没有效果，这让他每天备受折磨。但在采取排除食物疗法的3个星期后，他的病症完全消失了。之后他试着吃之前被禁食的食物，原来的症状随之而来。所以他

① 酸奶中的乳糖含量往往比牛奶和奶酪低得多。——译者注

根本无须说服就对我的建议全盘接受。直到今天，他再也没有出现过类似症状。

我经常遇到这种情况，在禁食这些食物后，反复发作的鼻窦炎或扁桃体发炎、湿疹之类的皮肤炎症，偏头痛、肠易激综合征、胃灼热、呼吸道黏液阻塞以及情绪不稳定等不适症状就此消失。也就是说，我永远不会推荐零售商摆在货架上的所谓“无麸质”产品，其中很多产品均是经过高度加工的并富含糖分。相反，我倒是建议改用不含麸质的天然食物，比如肉、鱼、水果、蔬菜、大米和荞麦。

也有一种错误的观点认为，彻底禁食含麸质食物只对乳糜泻（Celiac disease）[①]患者是必要的。但大量研究表明情况并非如此。媒体误导性的评论把含麸质食物和乳制品描述为一种饮食时尚，好像它们是某种最基本的必备食品，恰恰相反，它们不是必要的。

在要求患者开始禁食某种食物前，医疗从业人员往往需要确凿的证据证明该食物确实是问题的根源。但该方法的问题在于，我们往往很难获得这样的证据，即便是血液化验也不完全可靠。

我认为未经尝试前，我们没有必要提出如此严格的要求。合理控制的排除饮食法不仅是自由、无害的，并且很可能极大地改善我们的健康状况。一种可取的办法就是寻求专业建议，帮助我们形成适合自己的排除饮食法，以确保摄入均衡的营养。

---

① 患者进食麦类食品后，对其中的醇溶谷蛋白不耐受而引起的慢性小肠吸收不良综合征。

第 6 章

“糖”连锁效应，让我们虚弱甚至短寿

重新训练你的味蕾，去除橱柜中所有食物的糖分，
并养成坚持阅读食物成分表、检查糖分含量的习惯。

这是我觉得最难撰写的一个章节，因为在当下的饮食环境中，糖几乎无处不在，而且藏在你意想不到的地方。在我接待的患者中，所有人都在食用不同类型的糖，而且在他们当中，几乎无一例外地消耗了过多的糖分，这在一定程度上与他们的健康有关。对此，我采取的针对性健康方案旨在帮助他们重新明确身体与糖的关系。而做到这点的最佳方法就是大量减少糖分消耗量，为此，我们首先得清楚糖到底藏在哪。

我们已经选择将自己的饮食外包给某些大型跨国企业，它们决定了食品中可以采用哪些成分，也决定了哪些食品会进入我们的身体。按这样的逻辑，那些身在世界某个地区的公司董事做出的决定，将使得我们身体内部发生一系列连锁生理变化，这些变化可能给我们带来痛苦、压力、虚弱，甚至缩短寿命。这似乎听起来很恐怖，但毫无疑问这是事实。

糖是一种食品，如果你正在食用加工食品或包装食品，那么你摄入的这种白色黏性物质很可能超标了。要了解自己到底摄入了多少糖分，唯一的方法就是养成查看食品成分表的习惯。很多在外包装上自我标榜的健康食品仍以糖为主要成分，这始终让我百思不得其解。你可以走进一家位于繁华街道，生意兴隆的超级市场，随便从冷藏柜拿起一包烤鸡，它的主要成分之一肯定是糖。

为什么在肉中需要加糖呢？我真想知道这其中的原因，因为我真搞不懂。仅仅为了比竞争对手多出微不足道的优势，这些零售商居然敢拿我们的健康开玩笑，当然他们更不把国家卫生监管机构放在眼里。糖越来越多地进入食物中，而最终付出代价的是我们自己，我们为此付出的不只是血汗钱还有健康。

目前在英国，2 型糖尿病的发病率已进入高危水平。自 1996 年被诊断患有该疾病的英国人数量至今已翻了一倍多，从 140 万人增加到近 350 万人。但最令人担忧的是，目前估计有 110 万潜在患者尚未确诊。英国国家卫生服务局每年为此支付的费用高达 100 亿英镑，也就是占预算总额的 10%。换算一下，国家卫生服务局每天就要拿出 2700 万英镑，每小时超 100 万英镑。日常生活中，我们甚至给孩子们提供的食品也都添加了大量的糖。实际上，针对儿童的每日推荐摄入量被限制为 5 块标准方糖，而英国儿童仅仅早餐的平均摄入量就是 3 块标准方糖！

在我 16 年的执业经历中，我目睹的最令人困扰的趋势之一，就是越来越多的孩子抗拒吃水果或蔬菜。从进化层面看，什么时候发生过这样的事情呢？真是太荒诞奇怪了！但这恰恰是衡量食品业劫掠我们健康的一个重要指数。我们的确该为此感到愤怒。桃子原是属于夏季的新鲜水果，但如果你的味蕾已经习惯了软糖的甜味，那么即便是新鲜熟透的桃子，这样美好而绝妙的美味，也会瞬间失去魔力。我们心甘情愿地让这些企业钝化我们的天赋——恰到好处的味觉。

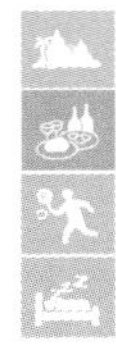

渴望糖分是本能，以糖为生是上瘾

这个问题的部分原因在于，过度食用糖似乎改变了我们初始的味蕾。味蕾越来越习惯糖的味道，我们的身体越发渴望得到更多的糖。研究人员在 2016 年进行了一项非常具有启发性的研究，他们对最初食用相同份额糖分的两组人群进行了比较。随后，一组接受低含糖量的饮食，另一组则继续维持现有含糖量的饮食。在食用甜度相同的食品时，食用低糖饮食小组相较继续维持原含量的小组，认为该食品的甜度更高。在随后的每个月里，两个小组对相同食品的甜度评价差异逐渐拉大。

这进一步表明，减少糖的摄入量会改变味觉。这不仅是我所有患者的体会，也是我个人的感受。多年前，我一直习惯往茶里加白糖。当我第一次尝试喝不加糖的茶水时，我觉得那种味道真让人恶心。但仅仅过去了几周，工作期间我无意喝了一口别人加糖的茶水，几乎直接吐出来。

问题是我们的生理确实存在着渴望糖分的本能。哈佛大学教授丹尼尔·利伯曼（Daniel Lieberman）是全球进化生物学领域的顶级专家之一，他认为糖是人类的一种“最深刻、最古老的渴望”，这种渴望甚至进化成了一种有助于人类生存、发展的动力。在夏季，食用甘甜的水果使脂肪储存于人体内，从而在冬季食物短缺的时刻为身体提供热量储备。

利伯曼说：“简而言之，人类在进化中逐渐开始渴望糖，把它们储存起来并加以利用。数百万年来，正由于糖的供给始终处于贫乏状态，才让该渴望与消耗维持着精妙的平衡。在漫长的人类历史中，尽管我们以狩猎、采集为生的祖先喜欢甜食，但除蜂蜜外，他们吃过的大多数食物都没有胡萝卜甜。”我们在本能上渴望糖，并以脂肪的形式储存能量，但现代食品技术已让超甜食品变得十分寻常。昔日有益于人类的生存适应能力如今已成为问题。

由于饮食的含糖量过多，我们发现自身的血糖水平在迅速提高。糖摄入量激增对大脑影响的研究发现，糖摄入量激增会触发大脑内部一个被称为伏隔核的区域，该神经元会产生奖励、快乐、瘾性和凸极效应，它告诉你你该多迷恋巧克力棒或奶昔等让你快乐的外部刺激。需要提醒的是，正是这部分神经元导致人们对可卡因、海洛因和尼古丁等药物上瘾。

食用高糖食品会对大脑产生类似的影响。一些研究人员认为，我们不该认为食物与可卡因一样让人上瘾，毕竟我们还需要食物来维持生命。但我想说的是，我们绝不需要以糖为生。对我来说糖确实有成瘾的性质，这是毋庸置疑的。

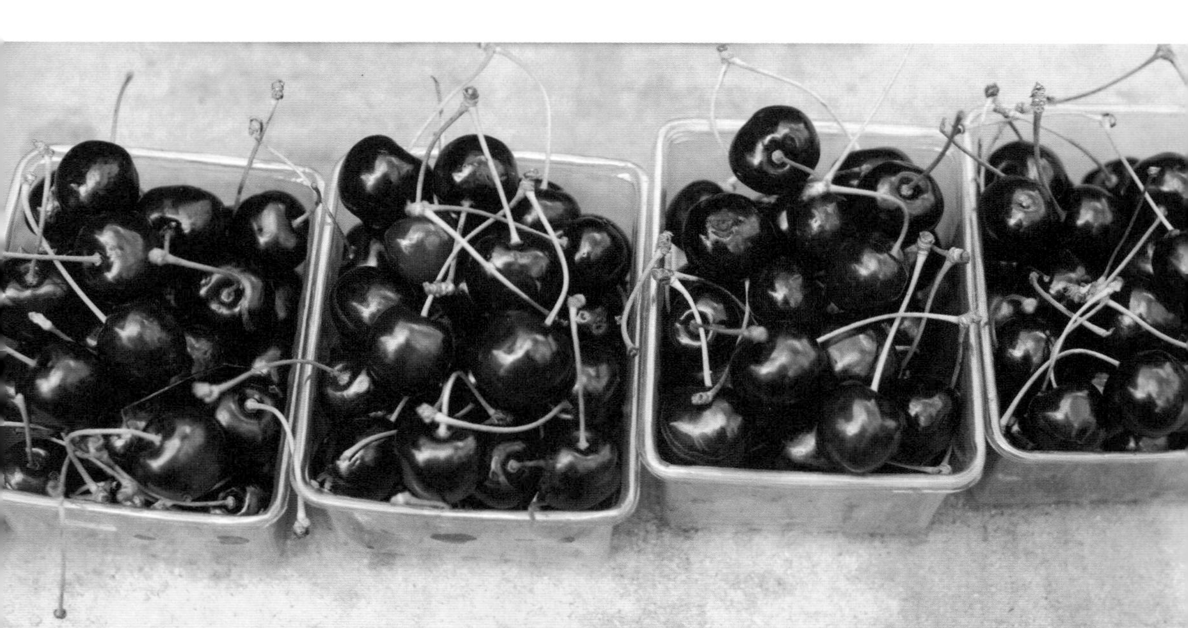

我们无休止地消耗糖分，无论它是作为一袋糖果的主要成分，还是隐藏在超市全麦面包中的配料，都会使我们的血糖如坐过山车般升高或降低。如果你每天早晨都食用高糖食品或是其他可在体内转化为糖的食品，如精制面包和早餐谷物，那么你的血糖肯定会直线飙升，头昏眼花也是意料之中的了。

但是两到三个小时之后，血糖水平会大幅下降，然后你又开始惦记着吃糖。我的患者都这么说："我每隔几个小时就必须吃东西，只要不吃东西就会浑身发抖，我确实需要吃点什么。"这是一个症状。这让我知道他们或许正在坐血糖过山车。如果人类真的无法让自己饿上几小时，那我们早就灭亡了。因此解决方法不应该是给这辆飞车继续加油，而是彻底解决这个问题。

以下是对糖过分依赖的症状：

- 下午感觉萎靡不振
- 每两个小时就有进食的需要
- 颤抖，感到摇晃或头晕
- 只要推迟饭点就会头昏眼花
- 餐后精力大增或突然疲惫
- 感到饥饿，在两餐间易发怒
- 两餐之间很馋甜食和零食
- 上午九点左右注意力开始下降
- 过度依赖咖啡因和糖来"维持正常状态"

2 型糖尿病：症状表露前身体已问题重重

如果我们对糖的摄入量管理不当，那么很可能会殃及身体健康。最终我们极有可能患上 2 型糖尿病。2 型糖尿病最关键在于，早在确诊前你的身体就出现了问题。它可不像胸部感染来得快，去得也快，有症状

2 型糖尿病

除了糖分摄入过多外，还有很多因素导致胰岛素抵抗和 2 型糖尿病的形成。这些因素包括：

- 运动量的缺乏和较少的肌肉量
- 污　染
- 加工食品的摄入量过多
- 睡眠不足
- 肠道菌群生态系统受到干扰
- 长时间处于压力下
- 缺乏维生素 D，通常是缺乏日光照射所致

很多患者可能同时存在几个因素，正因如此，我们才说采用本书介绍的全方位健康法非常重要。如果已确诊为 2 型糖尿病，那么患者就应遵循某些特殊的饮食注意事项。糖尿病患者对碳水化合物、特别是精制碳水化合物的耐受性较低，因此我建议 2 型糖尿病患者减少面包、面食、硬面包圈和松饼等所有精制和加工型碳水化合物的摄入，甚至是白马铃薯等可提高血糖水平的非精制碳水化合物。

此外，在解决基础病根的同时，我们还建议这些患者短期内减少淀粉类蔬菜的摄入量，如红薯、欧洲防风草和胡萝卜。这些淀粉类蔬菜对调节肠道菌群有益，所以我建议在治疗后期恢复淀粉类蔬菜的摄入。我们要综合权衡，从总体上利大于弊的角度考虑这个问题。

值得注意的是，我还发现禁食淀粉类蔬菜十分有助降低胰岛素和血糖水平。请注意！如果你是 2 型糖尿病患者且正在服药，那么在对饮食结构作出重大调整的决定前，如禁食某类食物，必须咨询专业的医疗保健人员。

就说明你生病了，没有症状就说明你没病。

在临床中，只有你的某个指标超过为之设置的临界点时，你才需要接受正式诊断。简而言之，这就是它的运行方式。

人体的一项关键功能，就是让血糖维持在严格的范围内。当你食用糖或是可以迅速转变为糖的食物（例如大多数超市售卖的面包和硬面包圈）时，你的身体会分泌出少量被称为胰岛素的激素，让血糖恢复到正常水平。但问题是，如果我们长时间滥用这个自我调节系统，那么身体会对这个小剂量胰岛素产生抵抗力，因此只有分泌更多的胰岛素才能满足需要。

但胰岛素的分泌量过大会对身体产生毒性，此时你的身体正处于中毒状态。当该毒性达到一定程度，且血糖无法得到充分控制时，就会出现我们所说的"糖尿病"。但这是一个漫长演变过程的最终阶段，实际上，这一过程可能在症状表露前已延续多年。

糖和垃圾食品：少食怡情，多吃伤身

糖和垃圾食品大行其道了这么多年，大多数人已不知不觉地对胰岛素形成了抵抗力。在被确认通过全面诊断的 350 万英国人中，1/3 的成年人患有所谓的"前期糖尿病"。这意味着，他们一定程度上有了对胰岛素的抵抗性，不过并没有意识到自己中毒了。

胰岛素的主要作用之一就是直接储存脂肪。它告诉身体：一定要通过储存脂肪来留住脂肪。因此胰岛素增加就意味着体重的升高。胰岛素水平持续升高通常与如下因素有关：

- 肥　胖
- 极低密度脂蛋白[①]水平升高
- 盐和水在体内的残留而导致血压升高
- 乳腺癌的患病风险增加
- 女性睾丸激素水平升高，这通常与多囊卵巢等疾病相关

这听起来很糟糕，但我们千万别走向另一个极端。我不完全相信这样的猜想：导致肥胖症流行的罪魁祸首是糖。当然糖确实是肥胖症的一个重要诱因，但显然不是全部。肥胖症以及健康欠佳的慢性症状的病因都是多重的，这也是我们要保持健康各因素之间均衡的原因。

良好、可持续的健康饮食方式无需我们妖魔化饮食中的任一方面。无论脂肪、碳水化合物，还是糖都有它们存在的意义。几十年来，人类一直在食用蜂蜜。问题的关键是，我们应把这当作偶然的享受，而不是日常习惯。

戒糖 10 天，睡眠、情绪和精力大大改善

我接待的部分患者喜欢强制戒瘾，坚持无糖饮食 14 天。这是快速重新训练味蕾的极佳方法，但往往会引发退瘾症状，如头痛、烦躁和失眠等，尤其是在开始戒除的第 3 天和第 6 天之间，这些症状尤为明显。但是坚持到 10 天左右，患者就能得到很多收获，包括睡眠的改善、情绪和精力的改善。

① 这是一种特别有害的胆固醇形式。

你可能更喜欢循序渐进地减少糖分摄入量。这绝对是个好办法！你应该按最适合自己的节奏做这件事。比如说，喝茶不加糖就是个不错的起点（这是我的方式）。不管怎么开始，减少糖分摄入量都有益健康。

无论选择哪种减糖方案，我们都要先训练自己查看食品成分表的能力。糖会藏在你意想不到的地方，而且有许多不同形式的伪装，如葡萄糖、右旋糖、葡萄糖浆、蔗糖、糖蜜、蔗汁和大米糖浆等。在重新训练味蕾时，我还建议避免食用所谓“天然”形式的糖，包括蜂蜜和枫糖浆。

尝试戒掉所有显性或隐性的糖分。我们都渴望糖分，因此，当你经过了一天的疲劳工作，压力重重回到家后会怎么做呢？如果碗柜里摆着一盘饼干或巧克力，你真以为自己的意志足以抵御诱惑吗？你能做到每天、每周、每月都对它们视而不见吗？肯定不会的！你迟早会动摇。

重新调整了与糖分的关系，你就可以开始有意识地摄入糖分，恢复你对味蕾的控制，调节身体的内在信号。如果你想吃那种粘面包，那么请尽情享用，但只是偶尔放纵，千万不能过量。你必须保证，你的放纵是在对糖分有充分认识的情况下进行的，绝对不要以为冷藏柜里的鸡肉或超市里的全麦面包就是健康的。

一定要认真查看包装上的成分表。

抵御欲望的策略

在你确实渴望甜食时，不妨尝试下面的某种替代方法：

- 吃一块水果
- 吃一把坚果
- 喝两大杯水（有些人发现苏打水更有效）
- 做深呼吸（比如前面提到的 3-4-5 呼吸法）
- 用复杂的任务分散精力，让精力转移到其他地方

如果你确实很煎熬，不妨吃一小块可可含量为 90%（最好是 100%）的黑巧克力解馋。

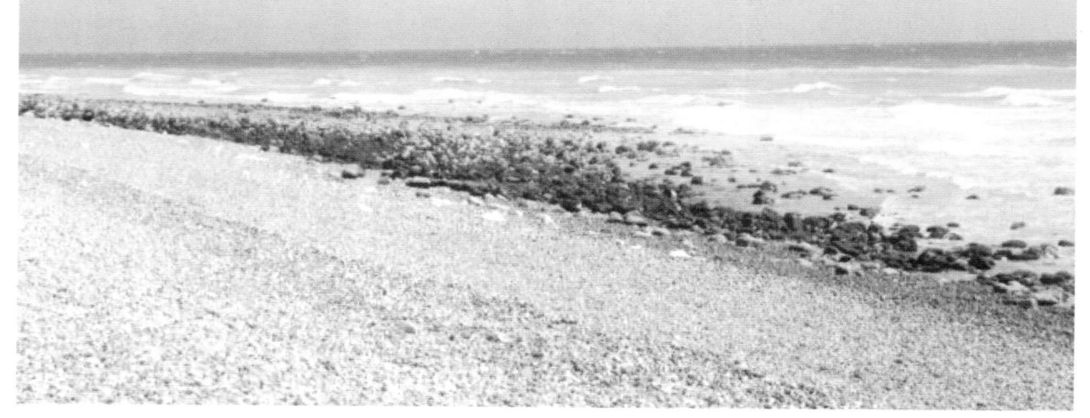

我的今日份甜食抵御攻略

制订计划：在前两周控制参加社交活动的次数，因为在社交场合，我们很难杜绝或减少糖的摄入。和其他人待在一起，还有供给的巧克力和布丁都可能是巨大诱惑。

在家里、工作场所，甚至在汽车上经常放些健康零食，比如胡萝卜、鹰嘴豆泥、芹菜、坚果、黄油，一些水果或一些橄榄。我的一位患者曾将煮熟的鸡蛋带到公司，在她想吃东西时就会吃掉这枚鸡蛋。

戒除人造甜味剂。你要重新训练味蕾，而人造甜味剂会破坏训练过程，因为它破坏你对甜味的真正感知力。

每顿饭中都加入适量的蛋白质，包括肉、鱼肉、鸡蛋、坚果或米粒。蛋白质能让你长时间维持饱腹感，有助于避免对糖分的渴望。

养成随身携带应急食品的习惯。旅行时我会带一罐野生鲑鱼和一些坚果和瓜子。这样，当外出感到饥饿时，就算被身边的甜味以及诱人的甜品包装环绕，我也不为所动。

第 7 章 吃 5 种颜色不同的蔬菜，肠道微生物组实现平衡

制定一个目标：每天至少吃 5 种蔬菜，最好是不同颜色的蔬菜。

英国政府建议每天食用 5 份（400g）水果蔬菜。他们允许用果汁和水果冰沙代替部分水果，我觉得这有点疯狂。按照我们对糖现有的知识以及大多数果汁本质是液态糖这个事实，我认为这样的提议确实有点荒唐。

我更推荐每天食用 5 种不同的蔬菜。我清楚地意识到，会有很多人对我提出的想法持怀疑态度。他们认为在某种程度上，这种干预只是一种没有依据的软医学。但它同样有坚实的科学作为支撑。和我们在药房买到的药品一样，它也会影响到身体的生理活动。

强调蔬菜并不意味着我排斥水果。我只是认为，大多数患者通常只通过食用高甜度水果来提高水果蔬菜的摄入量。我的饮食建议在某种程度上是以恢复味觉健康为目标的。该方法有助于你做到这一点。

但为什么要是各种不同颜色的蔬菜呢？原因之一在于，这种多样性

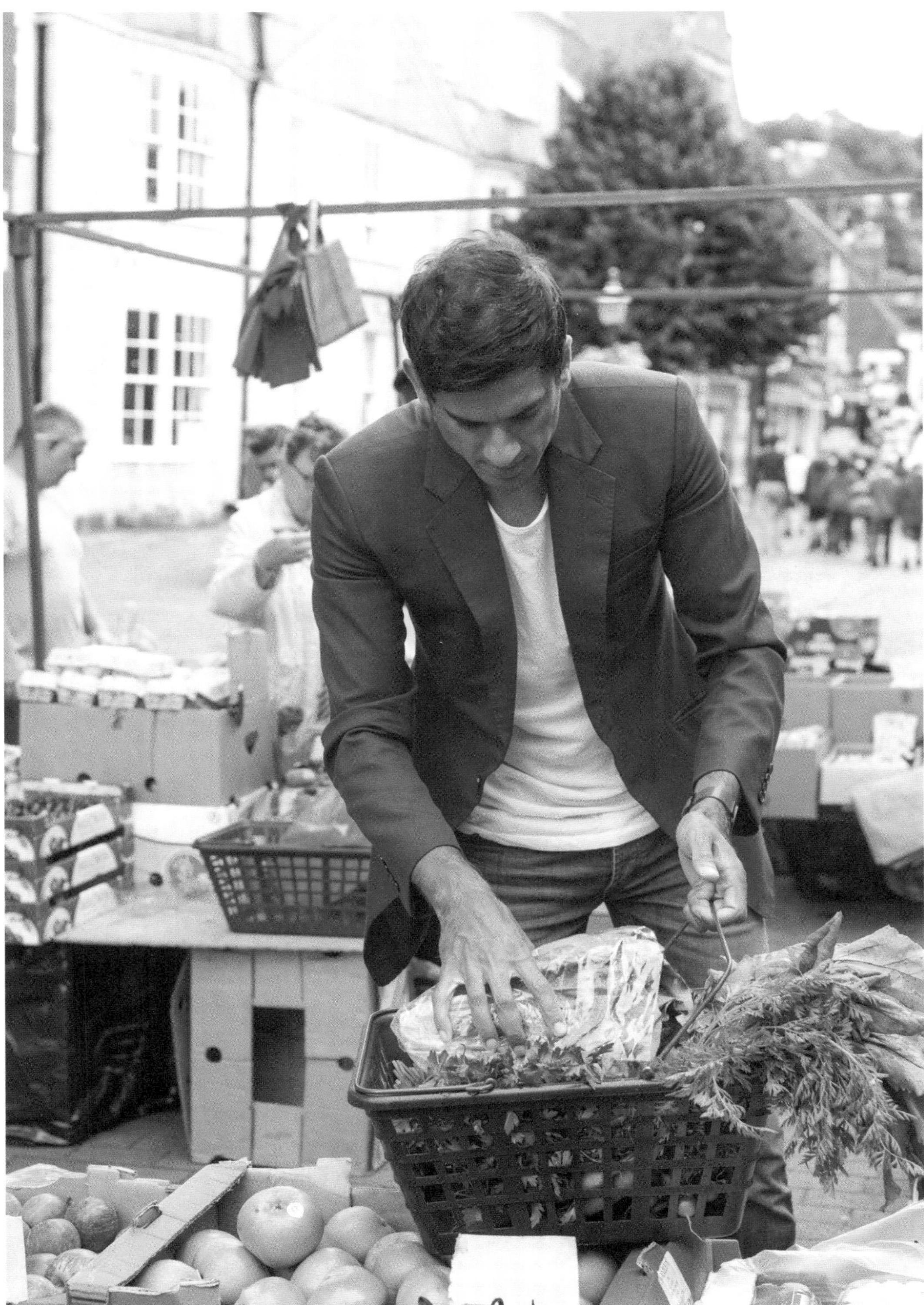

有益于生活在肠道中的微生物还有与之相关的基因，也就是我们所说的微生物组。科研人员直到最近才开始关注这个领域，人们也越发清楚地认识到，健康的微生物组对我们的身心健康至关重要，我们得维持体内有大量的微生物。

> 一天中，在肠道内发生的免疫反应数量不可计量，超过其他部位在我们一生中发生的免疫反应数量。

一篇 2014 年发表的论文指出：人体肠道中有 30 万亿至 400 万亿种微生物，而构成人体的实际细胞数在 5 万亿至 724 万亿之间。研究人员在这篇论文中写道：按照这些估计值，人体内的微生物数量与细胞数量几乎相同，但是更极端地看，非人类细胞数量可能是人类细胞数量的 100 倍。然而，真正不可思议的是人类基因数量与微生物基因数量的差额。这种情况下，微生物基因数量是人类基因数量的 100~1 000 倍。

当代人的肠道菌较原始部落的人少了一半

人类微生物组复杂得令人难以置信，这意味着在某些情况下，我们体内的非人类细胞比所谓的人类细胞多得多。尽管研究人员每天都在发现更多的微生物知识，但仍有很多无法解释的地方，尤其是微生物组的理想状态是怎样的。最初，我们关注的是个别微生物组，试图探究哪些微生物组是“好”的，哪些是“坏”的。但我们最终意识到这种方法过于简化了。

我们当下最合理的猜测是：理想的微生物组应该是多样化的，它们具有适应性并分工合作。这些微生物组已和人类共同进化了数百万年，并以我们摄入的食物为生。作为回报，它们为人类机体提供大量服务。比如说，有一类微生物组可以生成 5- 羟色胺，这是一种和情绪有关的激素，还有些微生物负责为我们制造维生素。

不妨把我们肠道中的微生物组想象成工厂车间里的员工，他们的职责就是生产维持人类生命的产品。这些员工由不同领域的专业人员构成，是各自领域的行家里手。为保持最佳健康状态，我们需要确保所有部门处于稳定中。此外，还要确保体内的所有团队在规模和能力上相互匹配——在每个岗位上都配有数量适当、能力相称的微生物，而且没有任何一支团队处于过剩或短缺的状态。

这正是问题所在。多年来，现代工业生活、食品添加剂、压力过度、滥用抗生素等现象已导致我们的肠道微生物大量减少。这些了解是源自我们对尚存的原始部落人口进行的研究。通过分析他们的肠道，我们得以对微生物组以往的状态获得科学认识。对美洲印第安人的研究发现，生活在工业化社会中的现代人类的胃肠道生物数量至少减少了 1/3。哈扎是坦桑尼亚的一个以狩猎、采集为生的原始部落，最近一项针对该部落的调查显示，西方人的肠道菌群种类整整比他们少了一半。

不管数字如何，但显而易见，人体内微生物的多样性已大不如前，这或许是现代人类慢性退行性疾病发病率不断上升的一个重要因素。人体内的微生物组数量大大减少，这或许能解释为什么我们对某些食物不再有耐受性。这也可能是物质过敏和不耐受现象激增的主要诱因。目前，英国的过敏症发病率排在世界前三位。在过去的 20 年中，英国的花粉过敏症的确诊数增加了 2 倍，因过敏住院的人数增加了 5 倍。问题的关键可能不只在某种食物或花粉，还在于我们体内的微生物组结构发生了变化，进而导致我们对环境的耐受力下降。

我们不妨进一步拓展这个比喻：在一个健康的微生物组中，所有部门均已预备到位，每个部门各司其职；相比之下，一个不健康的微生物群落中某些部门已彻底停转或状态低迷，整个群落不能正常运转。我们体内的微生物是人体防御系统抵御外部攻击的重要组成部分。我们所摄入的食物及其对肠道细菌的影响与人体免疫系统的活动休戚相关，而更重要的是，我们的大部分免疫系统存在于肠道内部和周边。我认为，在我们的食物质量不断下降的过程中，防御系统的这个关键组成部分也在持续恶化，这带来了一场彻头彻尾的风暴，这场风暴或许能解释增加的过敏症确诊数。

吃点西兰花，修复体内受损微生物

我们可以用一种简单的方法修复体内受损的微生物。我们总是被人灌输蔬菜有益健康的观念，但很少有人能解释为什么。当然，我们的肠道细菌喜欢植物性纤维是一个关键原因，该纤维也被称为益生元纤维。

西兰花就是一个很好的例子。当西兰花中富含的纤维抵达我们的大肠或结肠时，它会发现，自己来到了人体绝大多数肠道微生物的聚居区。于是，面对美食的肠道微生物饱餐了一顿，并生成各种副产物，包括短链脂肪酸（SCFA）。这些短链脂肪酸包含了人类研究得最多的丁酸酯，它们具有消炎功能。也就是说，它们有助于降低人体出现炎症的概率，减少炎症带来的危害，如心脏病、中风、阿尔茨海默病等。

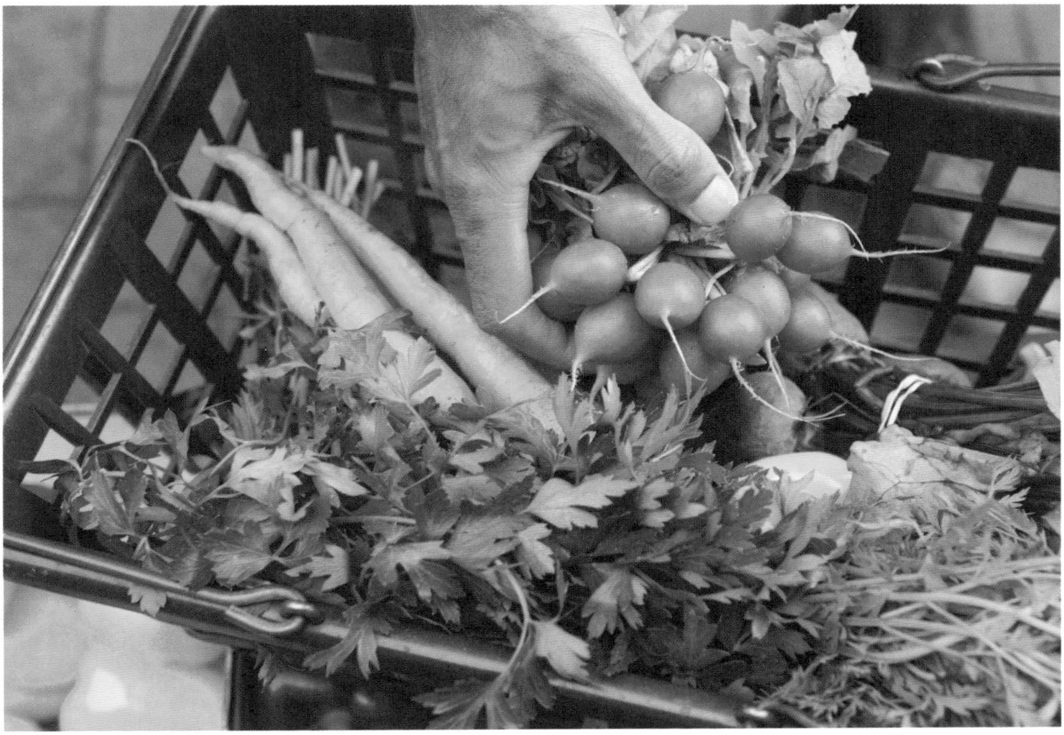

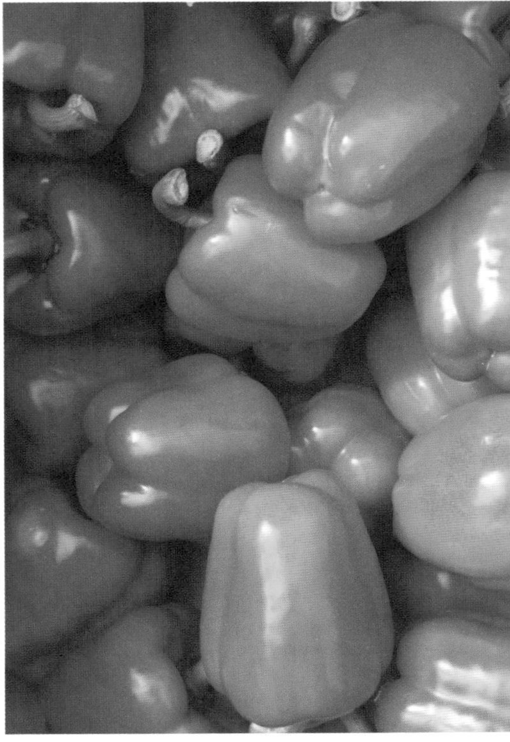

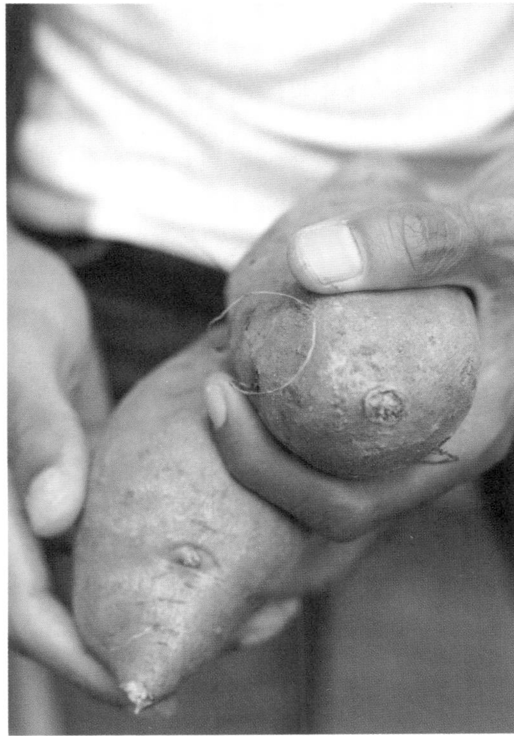

在健康第一要素“休息”部分中，我们曾在讨论自我时间和共同用餐重要性的时候提到过这些疾病。

这只是冰山一角，却足以解释为什么仅从卡路里、碳水化合物或脂肪角度去探讨饮食过于片面。

免疫系统 70% 的活动围绕肠道开展

既然身体的各个部分是互通互联、相互依赖的，那么完全可以认为，在喂饱体内微生物的同时，我们也在强化身体的其他部位，比如说免疫系统。一种常见的观点是，免疫系统只是帮助我们抵御空气中细菌和病毒的侵袭，防止我们咳嗽和感冒。但我们免疫系统 70% 的活动发生在肠道内部和周围也是事实，因为肠道是人体与外部世界连接的一个关键通道。根据一项研究，一天中，在肠道内发生的免疫反应数量不计其数，甚至超过身体其他部位在一生中发生的免疫反应数量总和。当你意识到我们每天放进嘴里的东西实际上对于身体来说都是携带着病毒和细菌的“外来者”，那么这些反差也不足为奇了。

在我们的肠道内部和肠壁周围，生活着很多负有专门职责的细胞，它们会用细微的触角对肠道中的食物进行采样，并对经过的所有食物进行检查。通过这些信息及其他信号，帮助免疫系统及时作出决定，让这些“外来者”顺利通过或是做出排斥反应。如果这些扮演卫兵的微生物拒绝让食物通过，它们就会作出应有的反应，包括引发炎症，让我们的身体暴发各种各样的症状，如皮疹、情绪失常或关节痛等。此时，我们的免疫系统失常，并且对外部刺激过于敏感。

膳食纤维是“肥胖克星”

我们的祖先每天都要吃进 50 ~ 150 克的复杂纤维，这大约相当于如今大多数人纤维食用量的 10 倍！这些复杂纤维被称作微生物群可利用的碳水化合物（MAC），也就是所谓的膳食纤维，它们是肠道微生物菌群赖以为生的碳水化合物。蔬菜、水果和豆类中富含该膳食纤维。但我们无法直接利用它，因为它们难以被人体分解和消化，但它却是肠道微生物的美食！

斯坦福大学专家最近进行的一项研究发现，现代西方饮食中的碳水化合物含量较低，导致身体生成的短链脂肪酸（SCFA）数量未达到应有水平。这些短链脂肪酸对人体内众多不同的健康反应非常重要，比如减少不必要的炎症。因此，每当你觉得吃不下蔬菜时，请想想身体里那些奋力助你健康的小伙伴们。要想照顾好自己，首先要让肠道微生物们吃好喝好！

尽管我们有很多尚待学习的肠道微生物知识，但一种微生物的“好朋友”地位似乎是可以肯定的：它就是嗜黏蛋白 - 阿克曼氏菌（Akkermansia muciniphila，简称为 Akk 菌）。大量研究表明，Akk 菌的存在与良好的体重控制，胰岛素的敏感性等有关。肥胖者体内的 Akk 菌水平往往低于精瘦的人。如果体内 Akk 菌数量不足，我们更有可能肥胖或是患糖尿病。值得注意的是，在减肥手术完成后，人们的 Akk 菌水平通常会有所增加。我们很难找出它们间的因果关系，但 Akk 菌与保持健康体重之间确实存在着密切联系。

我们的肠道表面有一层黏稠的保护性黏膜，Akk 菌以它们为食，不过有很多食物能成为 Akk 菌的美食，包括：

- 洋　葱
- 大　蒜
- 韭　菜
- 山　药
- 香　蕉
- 秋　葵
- 龙舌兰
- 西兰花
- 花椰菜
- 菊苣根
- 抱子甘蓝
- 洋　蓟（又名朝鲜蓟、法国百合）

Akk 菌非常喜欢这些食物，只要你让它们吃好，它们就会在你的身体里大量繁殖。节食甚至禁食也会促使 Akk 菌增加，这也是下一项健康措施的主题。

我们可以把免疫系统看作一支保护我们免受恶意敌人侵害的部队。在一个动荡的国家，当军队失控、反应过度并对所有人和事物发起攻击时——也就是慢性炎症发作，摄入某些食物会促使身体释放出一种被称为细胞因子或细胞分裂素的化学物质，它们扮演着信使的角色，向免疫系统发出信号：我们的身体正在遭受攻击。但摄入适当的食物有助于这支军队重新控制人体。它可以给整个身体带来秩序和纪律，让身体用合理的兵力有针对性地对敌方目标发起反攻。

还记得吧，我们把西兰花看作喂养微生物组的食物。此外，它还会给免疫系统带来有益影响，甚至在到达微生物生活的聚居地——肠道之前，它就已经进入小肠。在小肠壁上，我们会拥有一把需要特定钥匙才能打开的锁。这把锁被称为芳香烃受体，简称 AHR。某些蔬菜，尤其

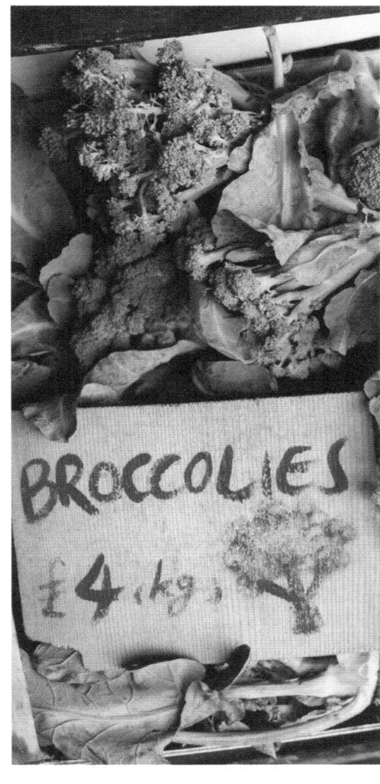
BROCCOLIES
£4 (kg)

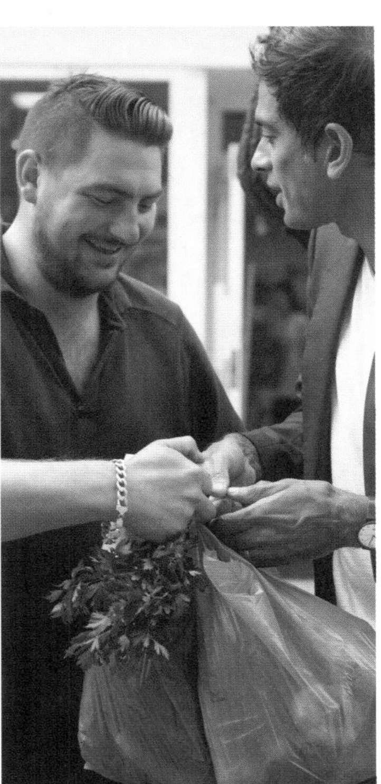

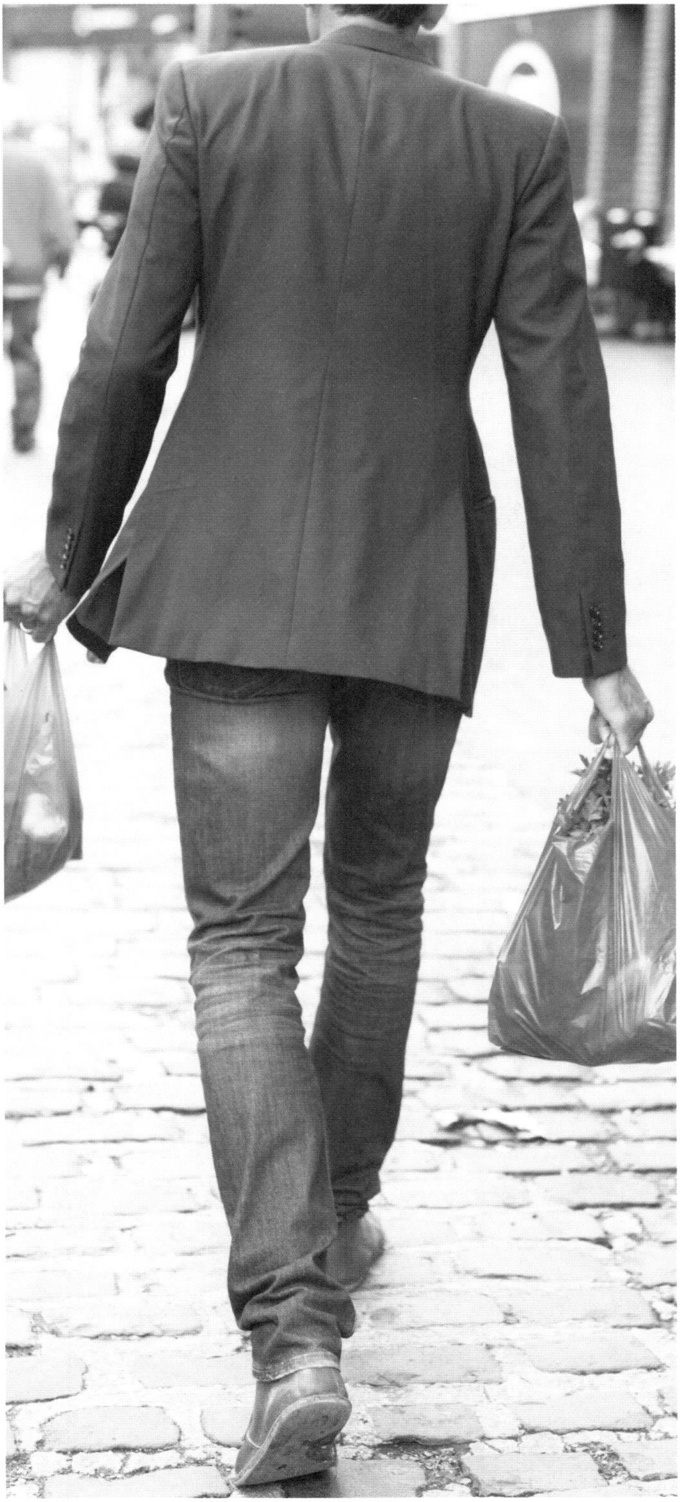

是花椰菜、西兰花和卷心菜等十字花科蔬菜，都拥有打开这把 AHR 锁的钥匙。当西兰花的碎屑进入 AHR 锁时，我们开始得到回报：所谓的上皮内淋巴细胞开始大量繁殖。这些细胞非常神奇，它们可以训练我们的免疫系统，让免疫系统平静下来，舒缓炎症，并有助于确保免疫系统仅在必要时才作出响应。

我们的肠道微生物和免疫系统并不是在各自领地内单独行动。它们之间有着深刻、强大且源远流长的相互关系，见图 2.1。肠道微生物的成分甚至与我们的饮食选择相互影响。我知道这听起来难以置信，但肠道中的微生物确实会改变我们的心情，而心情的变化会影响我们想要健康的沙拉，还是超甜的糕点。

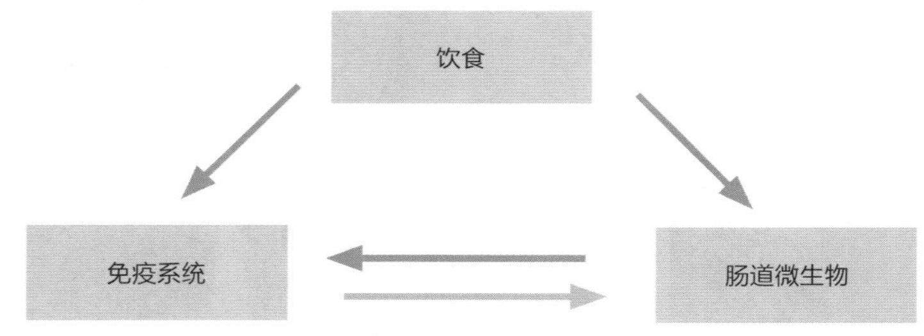

图 2.1　饮食与人体间的互相影响

食用不同的食物也会通过改变身体的信号传递过程，比如饥饿感，来影响肠道菌群。通过这些乃至更多其他的方式，生活在人体内的数万亿计细菌每天都接管着我们的思维，进而影响行为。但是影响是双向的，也就是说，我们可以通过选择食物来控制肠道微生物，让它们为我们所用。

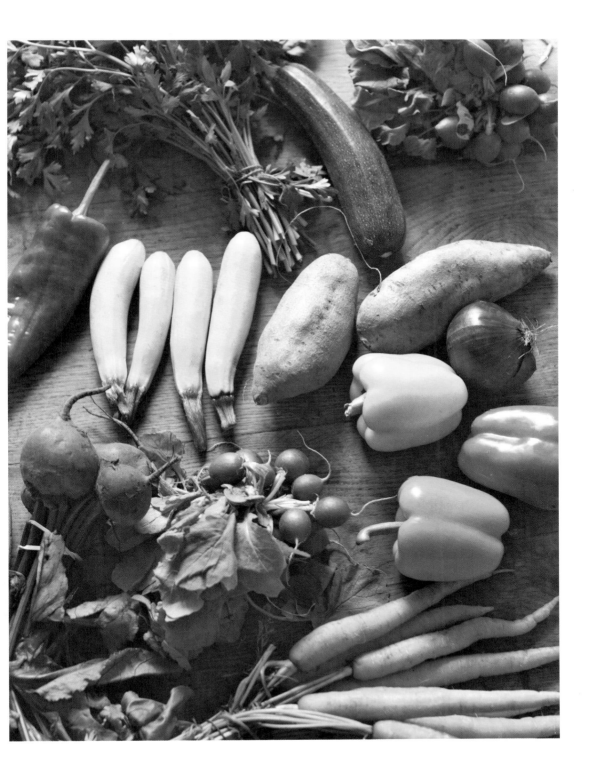

吃 3 天五彩缤纷的蔬菜，有益菌蓬勃生长

开始多样化饮食后，我们体内的微生物组会在 2~3 天内发生变化。每天摄入 5 种不同蔬菜会加速微生物组的优化过程。为了最大程度改善饮食带给我们的影响，不妨尝试让餐盘里的蔬菜尽可能五彩缤纷。这样，你就更能让身体里的有益细菌蓬勃生长，让肠道微生物体现出最大限度的多样性。而且这还不是它们带来的唯一好处。

饮食的颜色越丰富，我们从饮食中获取的植物营养素的化合物也就越多样。很多人不喜欢吃蔬菜，而蔬菜自己也不喜欢被人吃。植物可以生成很多种被称为植物营养素的化合物，保护它们免被食用。在被我们食用后，这些防御性分子会给人体健康带来显著影响。

植物营养素的种类不计其数，而我们才刚开始了解这些植物营养素的诸多好处。在我们所知道的植物营养素类型中，既有在橄榄中发现的多酚，也有存在于西兰花、花椰菜、羽衣甘蓝、芜菁、抱子甘蓝和卷心菜等十字花科蔬菜中的芥子油苷。迄今为止，我们已知道的是：植物营养素有利于心脏健康，具有抗癌、减少炎症和延缓大脑衰老等功效。

不同颜色的蔬菜包含了不同类型的植物营养素。西红柿等红色食品含有番茄红素。一些研究人员认为，番茄红素可降低某些癌症和心脏病的患病风险。胡萝卜之类的橙色食品富含 β-胡萝卜素，这是一种对我们免疫系统有益的微量元素，有助改善视力健康。西兰花等绿色蔬菜含有叶绿素，它似乎有助我们控制饥饿感。在羽衣甘蓝等苦味食品中发现的植物营养素加速我们形成饱食感。这样的例子不胜枚举。人们甚至在红酒、咖啡和高品质巧克力这些令人愉悦的美味中发现了多酚。多酚是一种非常特别的植物营养素，但这可不是我们暴饮暴食的借口！

多酚

多酚是一种特殊类型的植物营养素。多酚种类繁多，包括亚麻籽中的木脂素、黑巧克力和红酒中的类黄酮、茶叶中的茶多酚以及西兰花和浆果中的花青素。实际上，我们才刚开始了解多酚给人类带来的诸多健康益处。

迄今为止，我们可以肯定：多酚具有强大的抗氧化作用。作为人体各种生理功能的一种副产品，氧化是一个正常的过程。如果人体内抗氧化剂的平衡被打破，那么失衡给身体带来的结果就像是汽车上的锈迹。而多酚有助于人体减缓这个生锈过程，并避免它给我们的身体造成损害。

多酚对人体健康的其他益处可能有：

缓解炎症

延缓衰老

降低血压

改善大脑健康

加强血糖控制

维持更健康的微生物组

提高免疫功能

改善心血管健康

蔬菜

增加饮食中多酚含量的最佳方法之一就是食用色彩鲜艳、富含纤维的蔬菜。因此，多酚的最佳来源包括菠菜、西兰花、红洋葱、芦笋、红莴苣、葱、胡萝卜、洋蓟以及绿橄榄和黑橄榄。水果和蔬菜表皮中的多酚含量通常较高，因此，去皮食用这些水果和蔬菜会让我们损失大量的多酚。

浆果

浆果尤其值得一提，因为它们的身体里几乎灌满了多酚。在实践中，我一直强烈建议患者多食用浆果，因为除了每天食用的5种蔬菜外，浆果中的多酚含量也是极高的。此外，它们鲜艳的色彩也让我们的食物更加缤纷。

其他来源

多酚的其他最佳来源还包括黑巧克力、咖啡以及山核桃、榛子等坚果。至于在红茶和绿茶中的多酚，可以抑制肠道有害微生物的生长。此外，增加多酚的摄入量还可以通过食用大量特级初榨橄榄油。当然，很多草药中也富含多酚，尤其是迷迭香、百里香和薄荷。

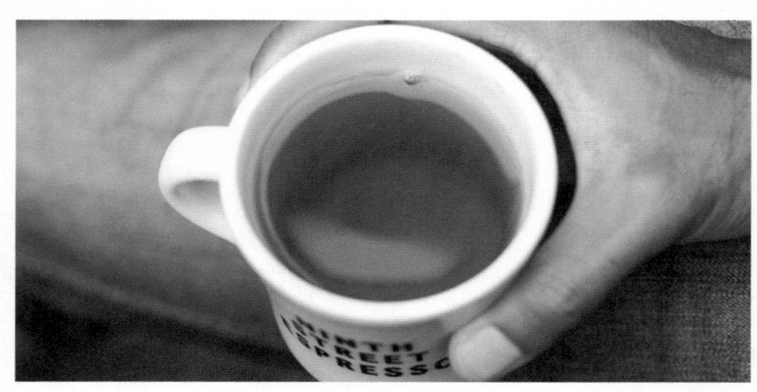

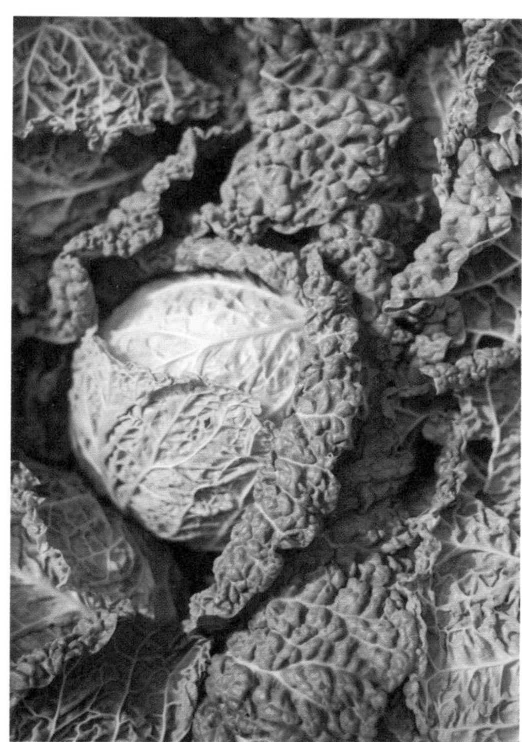
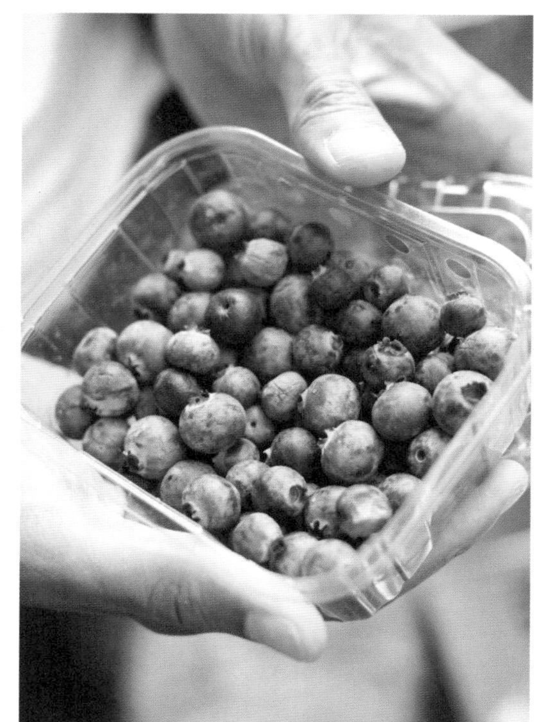
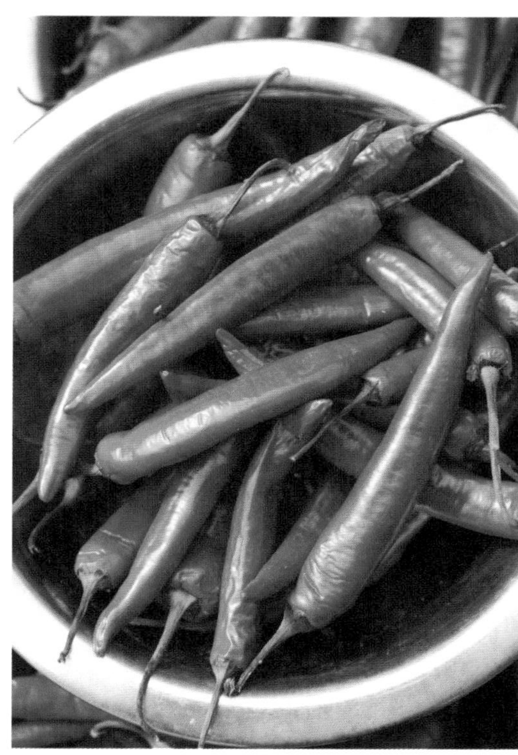
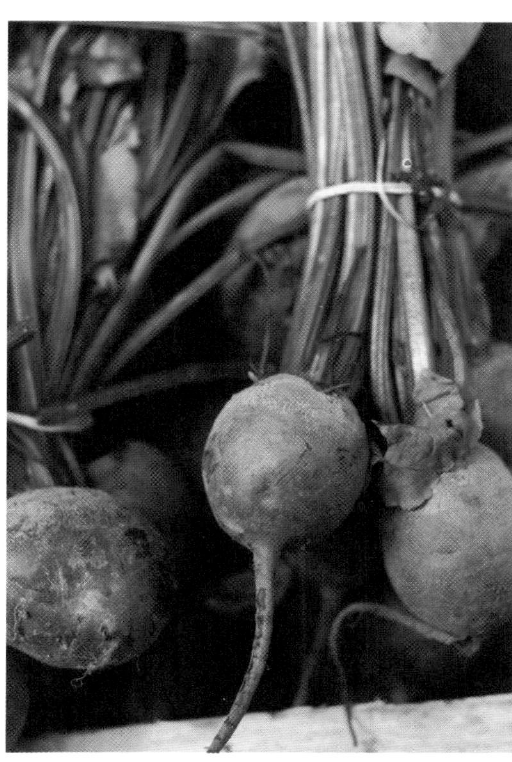

构建你的食物彩虹

使用第 102~103 页的彩虹图表有助于我们丰富食物颜色。我的图表中也包含了一些非蔬菜食物，例如蓝莓、坚果、小扁豆和黑米，因为它们同样有益健康，见表 2.1。我希望这些额外的食物能让你的饮食更加丰富多彩。以下这些实用技巧有助于我们增加蔬菜的摄入量和品种：

- 登录 drchatterjee.com 网站下载并打印彩虹图表，然后把这张图表贴在冰箱门上。在图中勾选每天食用的蔬菜颜色。
- 让朋友、家人或同事参与进来，这使你保持满满的动力。
- 养成蔬菜与零食搭配起来的习惯，比如胡萝卜配鹰嘴豆泥，黄瓜配芝麻酱，芹菜杆配杏仁酱，这些搭配都很美味。
- 鳄梨和橄榄是一种方便快捷的小吃，理论上它们属于水果，却被烹饪大师视为蔬菜。我认为可以把它们纳入“每天 5 种蔬菜”的新方案中。
- 把色彩鲜艳、味道诱人的蔬菜放在厨房餐台或书桌上，这样你就可以经常看到它们。
- 每餐加入两种蔬菜，早餐也不例外。如果你的早餐中有鸡蛋，不妨尝试配一点菠菜和鳄梨。
- 我照顾孩子们的窍门，就是让他们先吃蔬菜再吃其他东西。这个方法当然也适用于成年人！
- 把五颜六色的蔬菜放在一个烤盘中，再滴上橄榄油。晚餐时吃一部分，剩下的可以放在冰箱中保存。这样，它们就成了第二天午餐的主菜。

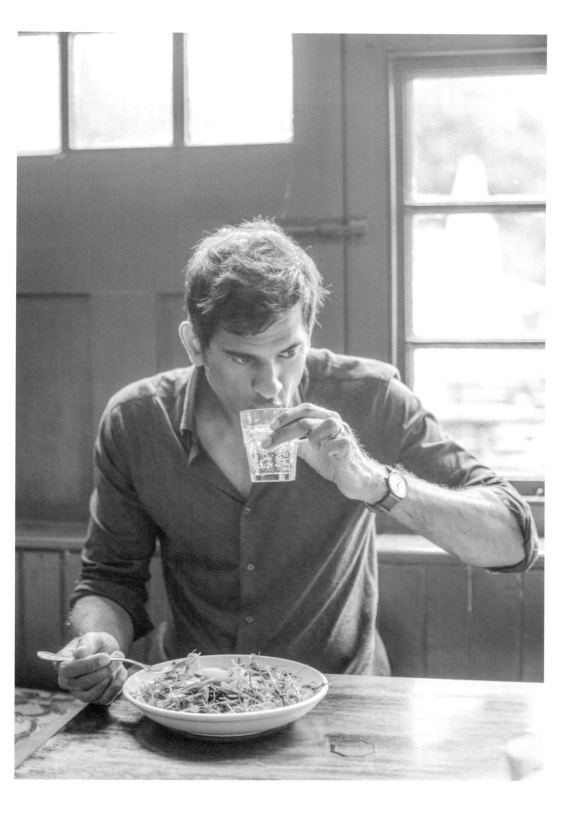

表 2.1　我的 7 天“彩虹食谱”日程表

	洋　蓟 芦　笋 鳄　梨 竹　笋 青　椒 白　菜 西兰花 卷心菜 芹　菜 抱子甘蓝	黄　瓜 毛　豆 绿　豆 豌　豆 菠　菜 生　菜 秋　葵 芝麻菜 瑞士甜菜 羽衣甘蓝	小萝卜 番　茄 红辣椒 红菜头 红洋葱 食用大黄 红卷心菜 紫叶菊苣	
星期一				
星期二				
星期三				
星期四				
星期五				
星期六				
星期日				

胡萝卜 南　瓜 甜　椒 灰胡桃 红　薯 姜黄根	柠　檬 黄　椒 姜　根 甜玉米 西葫芦	茄　子 紫　薯 蓝　莓 橄　榄 黑稻米 紫胡萝卜 紫色甘薯 羽衣甘蓝	蘑　菇 瓜　子 大　蒜 芜　菁 坚　果 花椰菜 小茴香 防风草 青葱 / 洋葱 扁豆 / 鹰嘴豆

第 8 章

12 小时轻断食，身心“级联效应”启动

养成在 12 小时内进食完毕的习惯。

在人类的进化历程中，盛宴和饥荒总是如影随形，于是我们的身体学会了在某些时间段忍受饥饿。但在现代社会中，我们被进食的氛围团团围住，这可能来自社会压力，也可能来自广告，或是冰箱中总有吃不完的美味。这意味着，我们总让自己的味觉疲惫不堪。

一旦身体摆脱美味的诱惑，难以置信的事情就发生了。它会引发一系列有益身心健康的级联效应。在进食 6 到 8 个小时后，肝脏将以糖原形式耗尽体内的燃料储存，随后人体将开始燃烧脂肪；约 12 小时之后，一个被称为自体吞噬（autophagy）的过程便真正开始了。

自体吞噬是这个新兴研究领域的另一个热点，这也是我在医学院从未触及的一个领域。我们在这个领域掌握的大部分知识，要归功于日本生物学家大隅良典（Yoshinori Ohsumi），他因这一机理过程的研究获得诺贝尔生理学或医学奖。不妨设想一下，你从不花时间去打扫

自己的房屋，结果会怎样呢？脏兮兮的餐盘被搁置了几周，地板上的脏衣服发出难闻的臭味，儿童玩具到处都是，洗衣篮里塞满了脏衣服，洗手池边缘溅上了牙膏渍……

这些就如同每天发生在我们身体中的“事情”一样，我们身体各部分日常运行也会产生副产品。这个过程在医学上被称为“氧化性损伤”，实际上有点像汽车上生的铁锈。我们体内“锈蚀”的积累是功能代谢的必然结果，但只要为身体提供一个清理机会，一切又会恢复如初，这就是自噬发挥的作用。我们把它看作身体中的“灰姑娘”。在这个过程中，我们开始处理体内的混乱状况，忙于修复细胞和免疫系统，还有其他很多必不可少的维护。在限定的时间内进食完毕，比如 12 个小时内，可以增强我们体内的自净功能。

我们对限时进食（TRF）——一个新兴的人体研究领域，促进人体自我修复的方式和原因仍了解有限。但人们也提出了一种可能的运行机制：如果连续几个小时不进食，肝脏就不再向血液供应葡萄糖，而是用葡萄糖来修复细胞损伤。与此同时，停止进食会刺激肝脏生成一种特殊的酶，用来分解储存在体内的脂肪和胆固醇。因此，在禁食期间，肝脏会帮助修复身体并燃烧多余的脂肪！

这些并不是我们限制进食时段的唯一益处。全球知名的神经退行性疾病专家、美国神经科医生戴尔·布雷德森（Dale Bredesen）教授早已尝试了该方法，他多管齐下地帮助早期阿尔茨海默病患者恢复记忆力。在他的治疗方案中，一个最基本的组成部分就是长达 12 小时的禁食。

关于该方法更有说服力的研究来自圣地亚哥索尔克生物学研究所（Salk Institute for Biological Studies）的生物学家萨特旦安达·潘达（Satchidananda Panda）博士。潘达博士是禁食运动的积极倡导者，按照他推行的观点，限制食物摄取时间很可能是一种非常有效的公共卫生策略。他认为，单纯地抵制不健康食物和限制卡路里摄入量似乎未取得真正的效果，因此，限制饮食时间段可能对改善人体健康更有效。

如果说这些证据还不够，那么不妨看看早期研究得出的结论：当我们在不同时间段为动物提供完全相同的饮食时，它们体内的代谢作用会呈现出明显的差异，如果缩短进食时间，这些动物体内积存的脂肪更少，进而形成更多肌肉。这个结论确实令人振奋！针对人体的此类试验正在进行。迄今为止，缩短进食时间段的益处包括：

- 缓解炎症
- 改善血糖控制
- 增强线粒体功能
- 完善食欲的信号机制
- 增强排毒功能，因为限时进食加速了体内废物清理过程
- 改善免疫功能
- 增加 Akk 菌的生成量（参阅前文）

尽管我们可以通过进一步缩短进餐时间段来强化这些益处，但建议以 12 个小时为限，因为禁食时间段过长可能会出现其他问题。我的大多数患者都处于长期的压力之下，因此他们需要更多时间来休息恢复。这或许不是最优解，但 12 个小时不仅容易控制，而且足以让大多数人体会到限时进食的好处。

你该选择哪 12 小时作为自己的进食时间段呢？我最近进行了一次

线粒体

线粒体是我们体内制造能量的工厂。每个细胞都含有数十万个线粒体。这些线粒体把氧气和食物形式的燃料转化为可利用的能量。如果想达到最佳健康状态，我们应该尽己所能地增强线粒体功能。

大多数线粒体存在于大脑和心脏等活跃的器官和肌肉组织中。线粒体功能几乎是人体内每个生理过程的核心。线粒体功能不良可能会导致：

- 精力不足
- 疼痛
- 记忆力衰退
- 过早衰老
- 脑雾现象[①]

线粒体提供能量时会形成所谓的活性氧（ROS）。这些活性氧会造成氧化现象，这有点像汽车的生锈过程。为清除这些有潜在危害的活性氧，我们的身体需要通过食用水果和蔬菜获得足够的抗氧化剂。少量活性氧有益身体，但过量就会产生危害。当线粒体功能未处于最佳状态时，活性氧就会增加，该现象被称为氧化应激增加。在短期或中期内，氧化应激增加会带来上述症状。在长期内，该现象会导致慢性炎症，这或许是肥胖症、2 型糖尿病和中风等多种慢性疾病的罪魁祸首。

食用具有抗炎性的全食饮食（请参阅“饮食反处理”部分）

① 大脑难以形成清晰思维和记忆。——译者注

有助于为线粒体提供充足的燃料和必要的维护物质。此外，线粒体壁是由脂肪构成的，因此饮食中需要包含健康的天然脂肪，如鳄梨、橄榄油和富含脂肪的鱼类食品。它们的形成还需要适当的燃料，这些燃料可以通过食用具有抗炎性的全食饮食获得。

实验：晚上 7 点后不再进食。我发现这很容易做到。事实证明，在这个时段之后吃东西只是一种习惯，就像在晚上觉得肚子饿也是一种习惯。我们感觉饥饿的主要原因是随手可得的美食。当晚上停止进食后，我开始变得精力充沛，睡得更香甜，总体来看，我的体重也开始下降。我逐渐把晚上对美味的渴望看作是“嘴巴发痒”。这已成为我们在家里谈论贪食的方式：我真的饿吗，还是嘴巴馋得发痒？

比起不吃早餐，不吃晚餐更有益

这个领域的研究尚在起步阶段，但人类的现有研究足以表明，比起不吃早餐，尽早吃甚至不吃晚餐或许更有益。这可能因为某些身体机能暂停运转，且在晚上无法发挥最佳状态。我们的身体真的像机器那样运转吗？也就是说，它要么发挥作用，要么不发挥作用？它为什么会在一天中特定的时间段有更高的效率？

令人无比振奋的是，人类大部分的生物机制实际上都有各自的日周期，这和使我们在一天不同时段感到困倦或清醒的生物周期没有什么两样。我们即使不甚了解“昼夜节律”的科学原理，就是人体如何随着褪黑激素的波动变得昏昏欲睡以及皮质醇如何让我们保持清醒，我们也能真切感受到它的魔力。现在我们越来越清楚地认识到，在人体中发生着许多这样的日常性规律。

前几年，我参加了一场在圣地亚哥举办的会议。在曼彻斯特飞往希思罗的航班上，我碰巧坐在了曼彻斯特大学动物生物学教授安德鲁·洛登（Andrew Louden）的身边，我们随意聊了起来。不知不觉中飞机降落了，我俩都要转乘下一次航班，于是我们到咖啡厅继续交谈。我边喝着小杯美式黑咖啡，边提起我正准备参加的一次关于睡眠周期的会议，然后开始和他谈起了人体生物钟。他笑着说："哦，是的，我确实在研究人体生物钟，它不仅仅和睡眠有关。我说，如果把一组人类肝脏细胞放在试管中，它们会按照人体原有的昼夜节律活动吗？"

我觉得这个话题非常特别。洛登告诉我，人体所有的身体机能都依赖昼夜节律。这让我想到，很多健康营养研究项目都存在一个严重的潜在缺陷，就是它们可能根本没有考虑到这一点。随着了解的深入，我发现最近一些有趣的研究项目也表明，某些药物在一天中的特定时段有更好的疗效。某些基因也会在不同时间点上显现出不同程度的活性，甚至是人类肠道微生物组的结构也会随时间的变化而呈现出有规律的变动。有趣的是，数千年来，中医一直意识到这种规律性的存在。长期以来，中医研究者始终认为，不同的器官在一天中有各自的特定活跃时段。

所有这一切都说明，尽早地严格限制进食时间段会更好。原始的狩猎采集部落往往习惯在早晨或黄昏完成他们的"工作"。我们的身体是否也保持了这个古老的习惯呢，这是否也是基因活性在这些时刻达到最高峰的原因之一呢？

这个问题的确切答案不得而知，但这种相关性似乎符合逻辑。如果你一定要纠结这个问题，那我只能说并不是一定要在就寝前进餐。毕竟我们已经进化成在日间进食。斯堪的纳维亚的研究人员甚至发现，某些人的身体在准备进入睡眠状态且十分疲倦时，胰腺会停止分泌胰岛素。任何人都违背不了这个规律。如今，我们并没有按照身体的天然节奏来饮食。限时进食有助于我们重新调整自己的身体，并在预期的时点赋予身体进食的欲望。这有利于最大限度地利用身体摄入的热量。

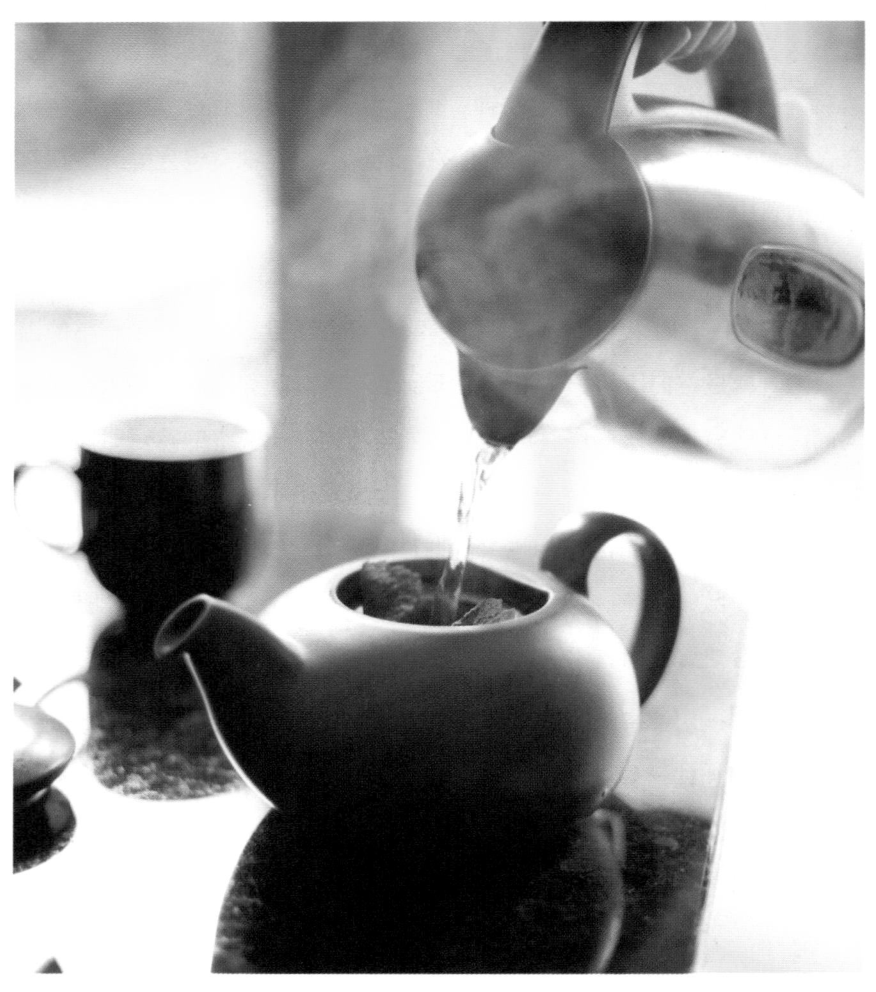

我的饮食控制 6 个心得

1. 选择一个适合你生活方式的 12 个小时时间段。请注意，你选择的 12 小时进食时段是从当天的第一顿饭算起，到最后一顿饭为止。

2. 你的身体喜欢规律性的节奏，因此，尽可能地在每天相同的时段进餐，即便是在周末也不要打破规律。当然，你也完全可以偶尔地调整进餐时段。

3. 在进食时间段外，除了水、凉茶、红茶和咖啡，不要食用任何东西。要注意咖啡因，不要因为过量摄入咖啡而影响睡眠（请参阅下文）。

4. 尝试让家中其他成员，甚至同事参与你的进食控制计划。这会帮助你坚守原则，并大大增加成功的概率。

5. 即便你破例了一天，甚至两天，不要灰心，这没什么。在你准备就绪时重新开始，并随时检查自己的计划执行情况。

6. 当你对 12 个小时的进食时段习以为常时，可以在某天开始尝试着进一步缩短进食时段。在这个过程中，请注意这些调整带给你的感觉，并据此进行相应的微调。

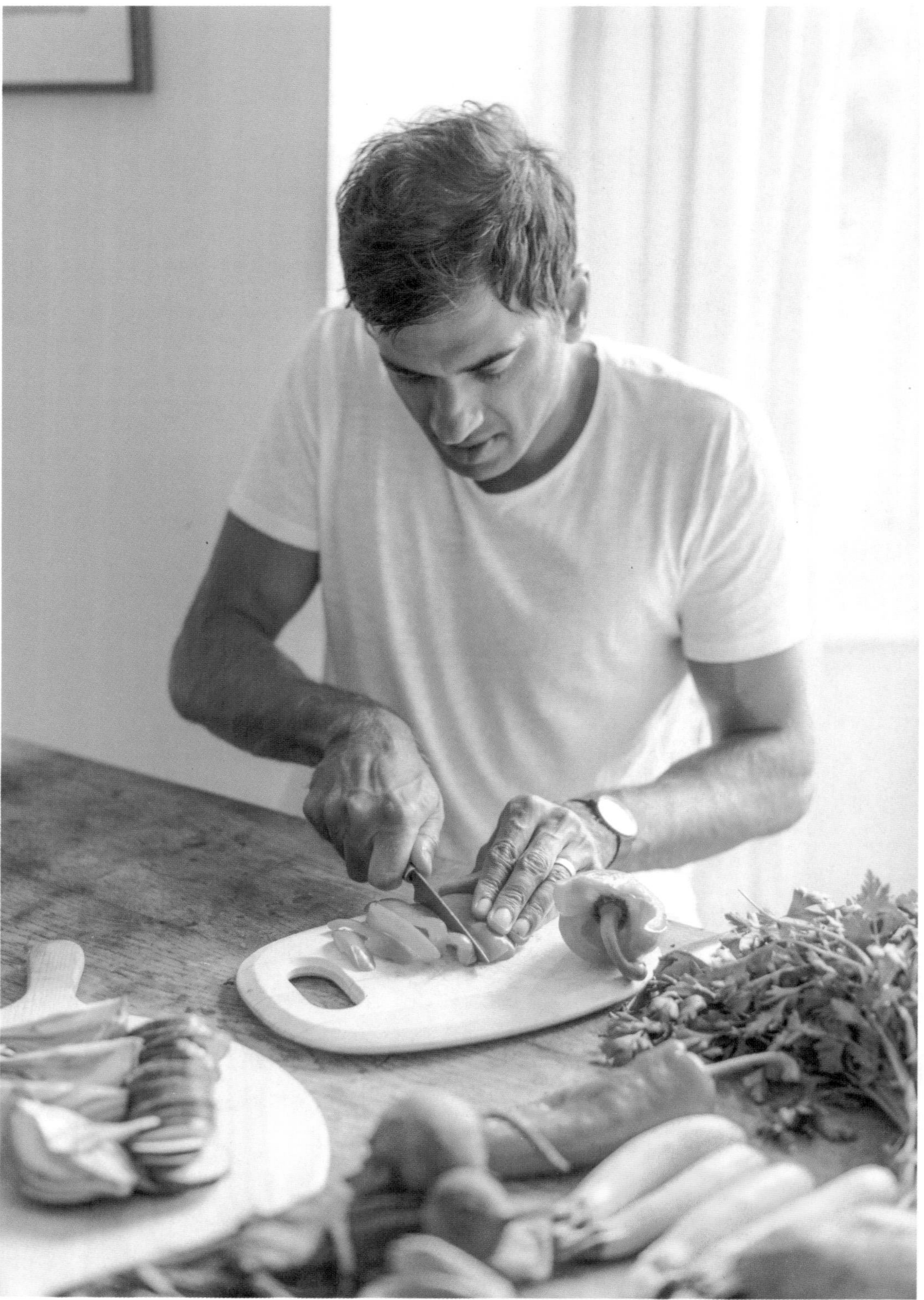

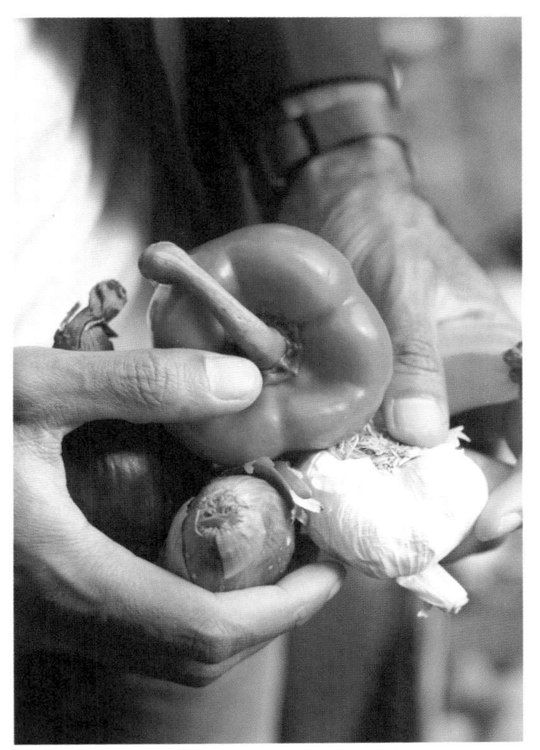
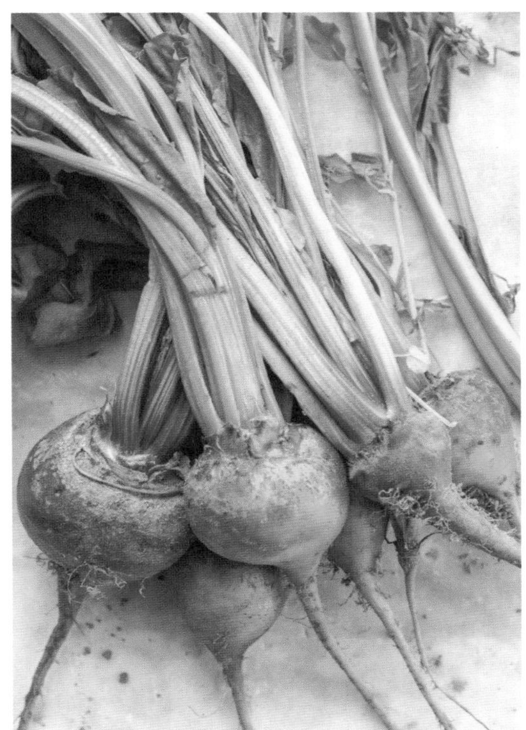
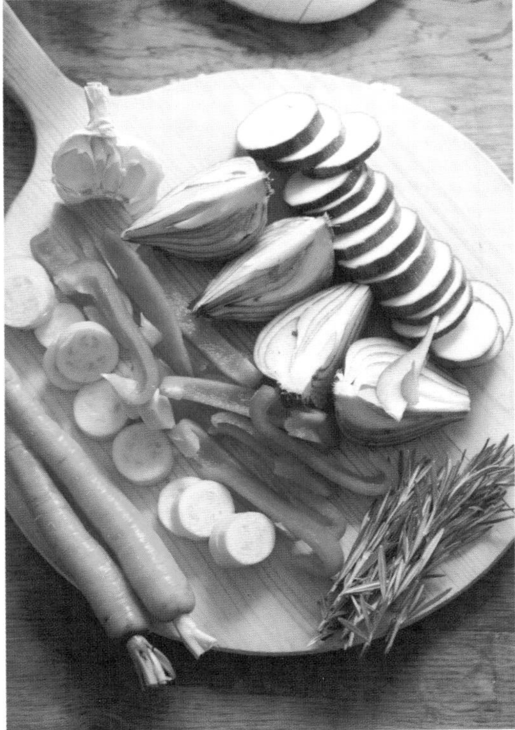
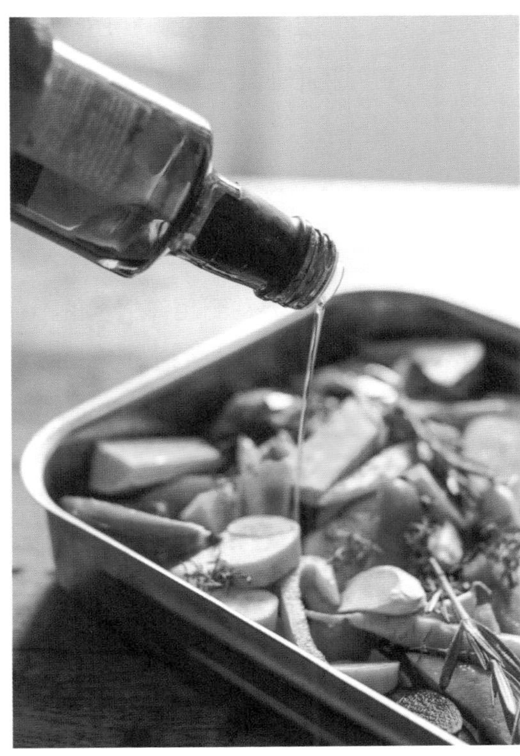

第 9 章
水的神奇力量，谁多喝谁获益

目标是每天喝 8 小杯水，约 1.2 升。

你会觉得疲劳吗？还是会经常出现持续性的偏头痛？当焦虑的患者向我抱怨此类症状时，最后总会发现，这仅仅是因为他们没有喝够足量的水。

我们每天应喝 8 杯水的观点已存在很多年，但有趣的是，实际上并没有什么科学依据支撑该说法。作为一名执业医生，我应该怎么做呢？等着学术界找到也许根本就不存在的证据吗？或是用明智的方式给患者提出建议，告诉他们，我目睹了每天喝 8 杯水已经让成千上万的患者获益呢？不管怎么说，我现在唯一能做的就是帮助我的患者。

理论研究者和临床医生之间的工作有着天壤之别。研究人员需要对证据进行评估，然后还要很长时间才能把这些证据运用到主流临床实践中，有人认为要 30 年左右！此外，某些概念始终未得到适当检验，有的时候是因为这些概念本身难以研究，但更多是因为研究它们要付出一定甚至高昂的费用。我一直记得奥运选手力量教练查尔斯·波利奎因的励志话语:“如果你想等待证据，那你可能会错过3届奥运会。”这句话一直萦绕在我耳边。

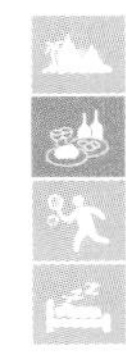

增加饮水量，病痛多缓解、精力更充沛

在美国，人们多年来始终被建议每天饮用8杯水，每杯8盎司，合计约1.9升水。这似乎很多，我认为没必要让所有人都喝这么多水。在英国，人们用的水杯更小，如果每天喝8杯水，总计是1.2升左右，这或许更接近实际的理想水平。

人体大约60%都由水构成，没有水的情况下，我们只能生存几天。水可以帮助我们消化食物，处理酒精等物质。实际上，仅仅减少占体重2%左右的流体，就能让我们的身体和精神水平下降25%左右。我发现当人们开始增加饮水量时，很多种不同的疾病都能得到缓解，包括头痛、精力不足、皮肤干燥、肚子疼，甚至还有助于缓解便秘。如果你在下午感到疲倦、反应迟钝，这很有可能是因为身体的轻微脱水。至少在撰写本书时，我就曾经历过很多次这种情况。

增加饮水可能带来的健康收益:

- 减少头痛的概率
- 延长注意力集中的时间
- 减少肚子痛的概率
- 减少对糖的需求感
- 改善排便功能
- 精力增加
- 清洁皮肤

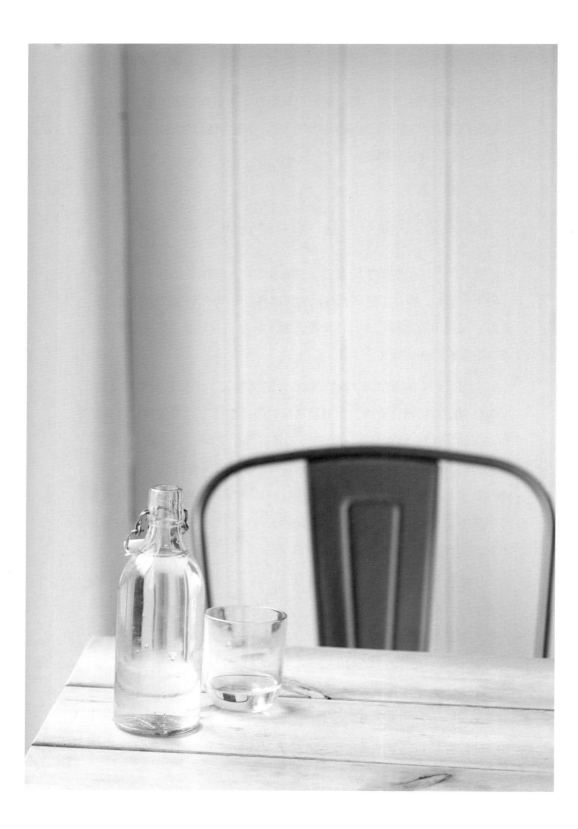

饱受头痛折磨的安娜，每天 8 杯水，神奇康复

作为遵守希波克拉底医学誓言的人，我评价任何一个医学建议的首要标准是：它会带来多大危害？多喝水唯一的副作用或许就是多跑几次厕所，优点却有很多，它甚至有助于改善我们日常的活动水平，我对此深有体会。此外，多喝水也可能意味着你需要少喝含糖饮品，如果汁和软饮料。

液体的摄入能避开人体正常的饱腹感觉机制，这样，我们摄入的能量和卡路里远超过了吃东西所能摄入的。以橙子为例，喝一杯橙汁可以轻松消耗掉六七个橙子，并且一次喝一整杯橙汁是完全可能的。但是让你坐下来，一次吃掉六七个橙子就非常困难。整只的橙子含有能减缓体内糖分释放的纤维，而榨汁则破坏了这些有益纤维。

千万别认为只有坚持服用减肥药才能解决这个问题。研究发现，不含卡路里的软饮料与糖尿病等疾病间存在着较强的相关性。尽管科学无法证明服用减肥产品会导致这些问题，但无疑存在着这种可能性。

众所周知，目前的几种理论都能解释这些情况是如何发生的。其中一种理论认为：减肥饮料含有的化学物质会对肠道微生物组产生不利影响。正如我们在前文所看到的，微生物组自身的健康对人体健康至关重要。在等待科学发展带来确切证据时，我仍然主张既不要冒险，也不要服用减肥药。

我接待过一位名叫安娜的患者，多年来她一直被头痛病折磨，在尝试了很多种药物后，病症始终未能根除。让她十分沮丧的是她的头痛症几乎没有规律。我第一次见到她时就意识到，她平时没有摄取足够的水分。因此，我要求她每天得喝足 8 杯水。不到一周，她的头痛症状就

完全消失了，与此同时，她的精力比以前更旺盛了。

我必须再次强调，我没见过任何研究声称只有每日喝 8 杯水才是最佳饮水量。对我来说，精确推算出个人的最佳饮水量是不可能的。因为它取决于很多变量，包括你所从事的工作、体型的大小，甚至是你所生活的气候环境。但是我根据多年临床经验发现，大多数情况下 8 杯水似乎才是更适合大众的标准。一个简单的小技巧就是看看自己的尿液，浅黄色的尿液才是理想的。

很多人，甚至我的岳父都发现，每天喝 8 杯水是一件非常困难的事。针对他这类人，我想出了一些简单的办法。一种方法是，早上起床后的第一件事就是喝 2 杯水。如果你想让这 2 杯水有点味道，不妨往水杯里挤几滴柠檬汁。这样，在开始吃早餐前，你就已经完成了 2 杯水的任务。另一种有效的方法，就是在每次进餐的 30 分钟前喝一杯水。有证据显示，进餐前 30 分钟喝水可以减少我们的卡路里摄入量。然后，如果你在上午或下午 3 点左右突然饿了，还可以试着在两餐之间喝几杯水。如果你能采用上述某些方法，你应该马上就会步入健康正轨。

我的最佳饮水闹钟提醒

每天早晨醒来时，喝 2 杯水。

如果你在上午或下午 3 点左右开始感到饥饿的话，
可以试着喝 1 杯水，而不是吃零食。

每隔 1 小时，从你的桌子边站起来，走到饮水机旁，让自己喝点水。

在每次进餐前 30 分钟喝 1 杯水。

每天设定 3 次闹钟，提醒自己喝水。

可以尝试往水中加柠檬片或橙片，让它有点味道。

买一个 600 毫升的水瓶。我们的目标是每天饮水 1.2 升，
因此，尽量在午餐前喝 1 大杯，在下午茶前再喝掉 1 大杯。

第 10 章 不吃 5 种以上成分的高度加工食品！

尽量避免食用含 5 种以上成分的食品。

我们没有必要去计算摄入的卡路里、分量、脂肪、碳水化合物的含量或是其他诸如此类的东西。生活太复杂了，远非是这些数字可以概括的。其实我们只需尽可能地避免食用高度加工的食品。可以肯定地说，任何含 5 种以上成分的食品都是经过高度加工的。我们尽可能避免食用这些食品，这样不仅能改善自身的健康状况，还能减少很多食品领域存在的乱象。我们所需要做的就是记住这个“5”。

我们对食物的看法正趋于简单化。声势浩大的饮食狂热已让我们难以自拔，并不择手段地诱使人们坚信——他们已找到“真正的饮食”。包括我在内的所有人都被笼罩在这种氛围中，被他们的是非偏见所左右。多年来，我们始终接受着这样一个标准：健康饮食的关键在于卡路里数值，而不顾一只鳄梨的卡路里含量高于两罐可乐的事实。二者对人体的作用是否相同呢？当然不同。

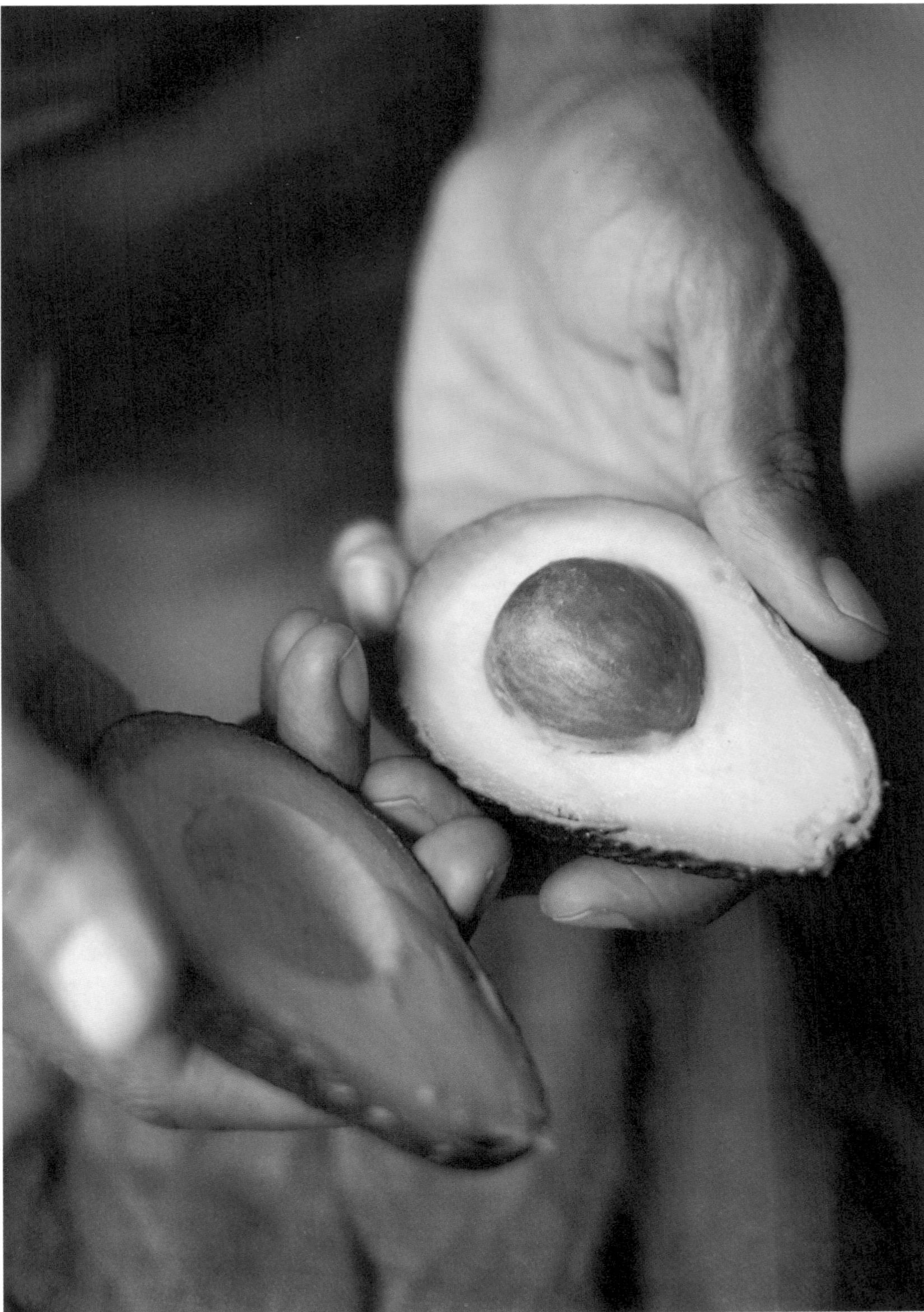

此外，我们也逐渐开始接受，只要控制食品中的某个成分——不管是脂肪还是碳水化合物，所有的饮食问题将迎刃而解。我相信问题的关键不在于我们吃得多少，而在于我们是否吃错了东西。烹饪环境已发生了翻天覆地的变化，以至于低质量食物挤满了我们的餐桌。我坚信仅仅通过关注质量，就足以让很多健康问题消失，包括肥胖症和糖尿病。

碳水：离开剂量谈危害，同样不健康

我知道大多数人现在会想："好吧，我的体重已经下降了，低碳水化合物饮食也让我变得更健康。"我对此毫不怀疑。诚然，低碳饮食运动正成为当下时尚，席卷全球。

总体而言，我本人也赞同这一趋势的诸多方面，但不习惯用"低碳水化合物"这个词。我认为人们已经妖魔化"脂肪"近 50 年了，所以我担心现在人们在碳水化合物问题上仍犯同样的错误。我还认为，有些偏执的支持者会过度关注我们的碳水化合物摄入量。我认为，健康饮食的关键不是食品中的碳水化合物数量，而是质量。

事实上，大多数人接触的碳水化合物都是精加工和过度加工的产物，如面包、意大利面、松饼、蛋糕和饼干等，这些食物已成了日常必需品。今天，即便是喝一杯咖啡，也少不了配几块诱人的小点心。问题不一定在于它们是碳水化合物，而在于它们完全是劣质的碳水化合物。

比如在日本冲绳的"蓝区"，居民的饮食富含健康的碳水化合物，且这些地区以人口长寿著称。冲绳人的生活状态为我们提供了清晰有力的证据：将碳水化合物妖魔化不仅过于简单，而且具有误导性。

该挺谁？“低碳水”杠上“低脂肪”

低碳水化合物运动的支持者往往是低脂运动的反对者。他们的理由是：低脂没有任何意义，因为人们已经用碳水化合物取代了脂肪。但很多人坚称，食用低脂食品使他们的健康状况得以改善。很多该观点的拥护者偏爱以植物为基础、低肉类含量的食品，甚至彻底抛弃动物性食物，转而成为名副其实的素食主义者。实际上，我的很多患者都已开始从高度加工的现代饮食向低脂饮食和植物性饮食过渡，并且效果很好。

那么，到底谁对呢？你是不是有点困惑？没有必要。归根结底，如果增加饮食中的低质量食物含量，无论它是脂肪、碳水化合物还是蛋白质，你的健康都将不可避免地受损。只需牢记，高度加工的食品（包括大多数含 5 种以上成分的食品）可能会给我们造成极大的损害，并通过连锁反应引起一系列健康问题，最终影响到人体内的所有生理进程。

（注意：这项健康方案是为了鼓励我们多吃未加工的全食。但我们有选择的自由，可以自己动手，烹制包含 5 种以上成分的美味。关键是避免食用 5 种以上成分的“工业化产品”。）

良好健康状况，绝非依赖个别因素

在比较全球各地人口的饮食时，我们经常会漏掉某些对健康起关键作用的基本因素，包括体力活动的水平、睡眠质量、压力水平以及每天可以从日光中获取多少维生素 D。这些因素不仅会决定我们的健康水平，也决定了我们需要增加的饮食类型。

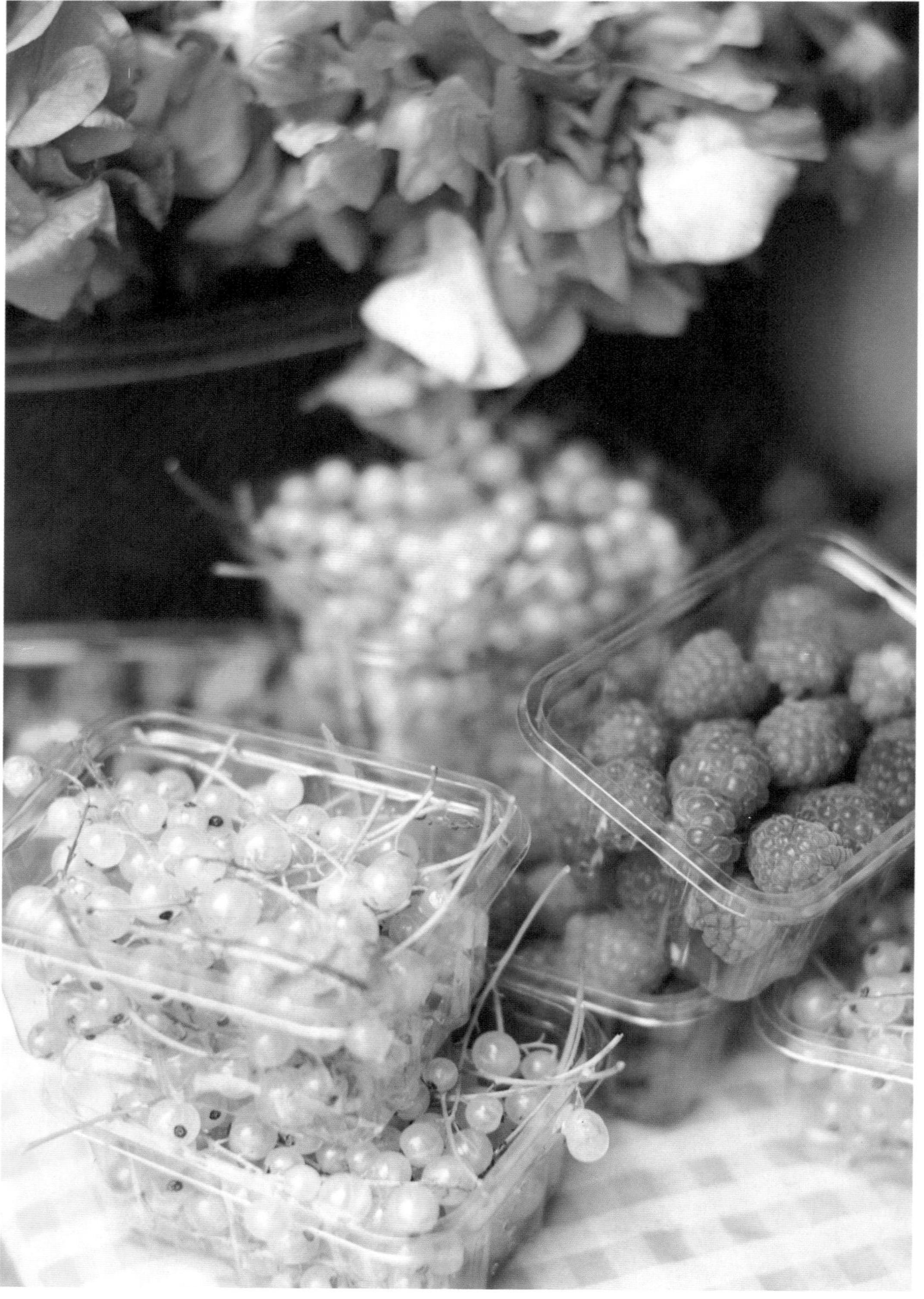

靠高碳水化合物饮食生活的冲绳人确实过得很好，但更重要的是，他们还享受着充分的日照和充足的睡眠，积极进行体育锻炼，形成了强烈的社区意识，当然，还有低压力水平。众所周知，良好的健康状况绝非依赖个别要素，正是诸多积极因素的有机结合，我们才能不断挑战自身的健康极限。

而在现代社会，很多人缺乏日照（日光带给我们的不只有维生素 D，还有更多的营养素）、久坐、睡眠不足、压力过大，最重要的是，让大量加工过的碳水化合物不断进入身体。在这种情况下，低碳水化合物饮食到底能扮演怎样特殊而重要的角色呢？

也许正是在这样的环境下，它们才能发挥最大效用。

人要消化松糕和汉堡，代价不菲

所谓肠道通透性提高的状态在医学上被统称为“肠漏”（leaky gut），这也是我在外科手术中越来越常见到的一种现象。在这个故事开始前，我首先要解释下，消化系统在人体中发挥着某些关键作用。当我们吃东西时，食物会沿着被称为消化道的一个细长管道下行。一层隔离层将这条管道与血液分开。这个隔离层虽然很薄但具有很强的保护性。它们由紧密堆砌的细胞黏膜细胞构成。

当这些黏膜细胞完美地黏结在一起时，它们就会在外部环境与血液之间形成一道保护性屏障。食物要真正穿透这层屏障，进入血液，需要我们把食物被充分消化成非常细微的颗粒。但是，在这个过程中还有另一道防护层——位于这个隔离层另一侧的免疫系统，等着它们。免疫系统的作用之一，就是测试我们摄入的食物，并给出相应的反应。

如果你吃入适当的食物，这个系统就能正常运行，我们的身体就能得到良好的防护。但是在劣质食品进入肠道时，密集排列在隔离层侧边界的黏膜细胞有可能变松，出现间隙，使得肠道形成漏洞。这意味着，食物混合物会在构成隔离层的黏膜细胞之间滑动或是穿过黏膜细胞，从而触发免疫系统的抵御性反应，使得免疫系统不堪重负。这容易导致健康状况不佳。

设想一下在机场安检的情形。如果你在不触发传感器警报的情况下通过了安检机，然后在安检机的另一侧拿起行李，继续安全前进。但如果手提行李中有安全系统认为的可疑物，它就会发出警报声，这时你必须排队等候专人检查你的行李箱。这可能会让你感到压抑和沮丧，于是皮质醇水平上升，你的心跳会加速，甚至有可能错过航班。尽管你最终会顺利通过，但要付出一定的代价。这有点像我们吃深加工食品时的触发过程。它们在人体内触发警报信号，尽管松糕或汉堡最终会被消化系统吸收，但还是需要付出一定的代价。

慢性炎症：许多健康问题同根同源

肠漏不仅会导致腹胀和胃灼热等各种各样的消化系统问题，还会造成关节痛等其他部位的不适或湿疹之类的皮肤病，甚至引发肥胖症和抑郁症。此外，如果出现了肠漏，一种被称为脂多糖（LPS）分子会渗入你的消化系统。正常情况下，脂多糖分子应该存在于某些肠道菌的表壁上，不应出现在血液中。脂多糖分子实际上有剧毒。如果把脂多糖注射

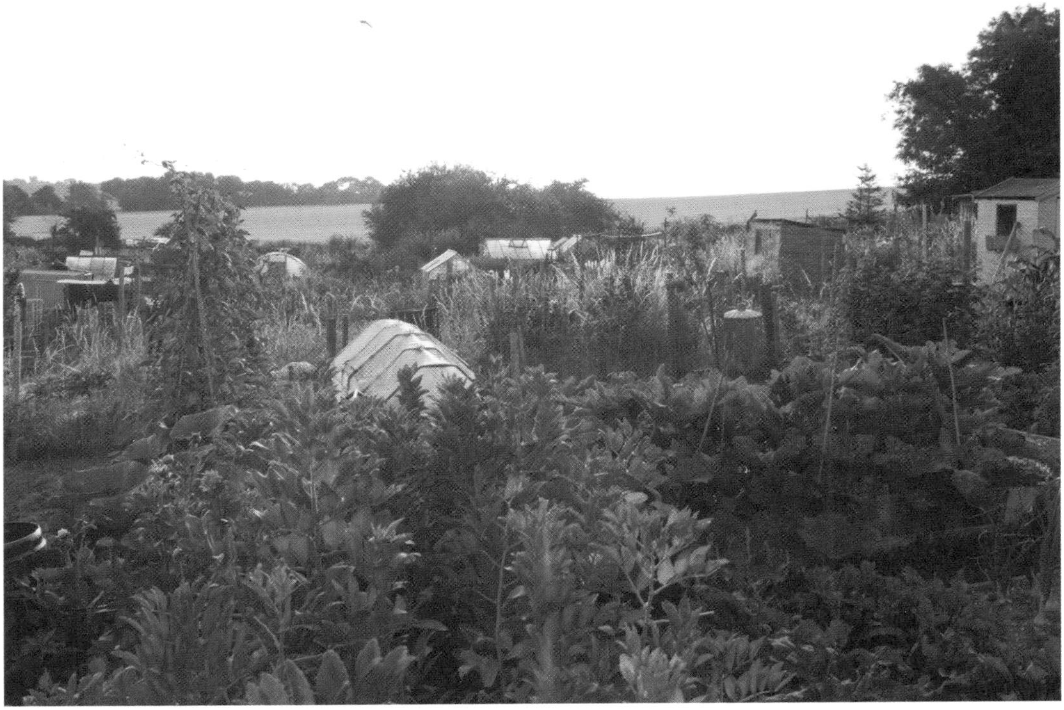

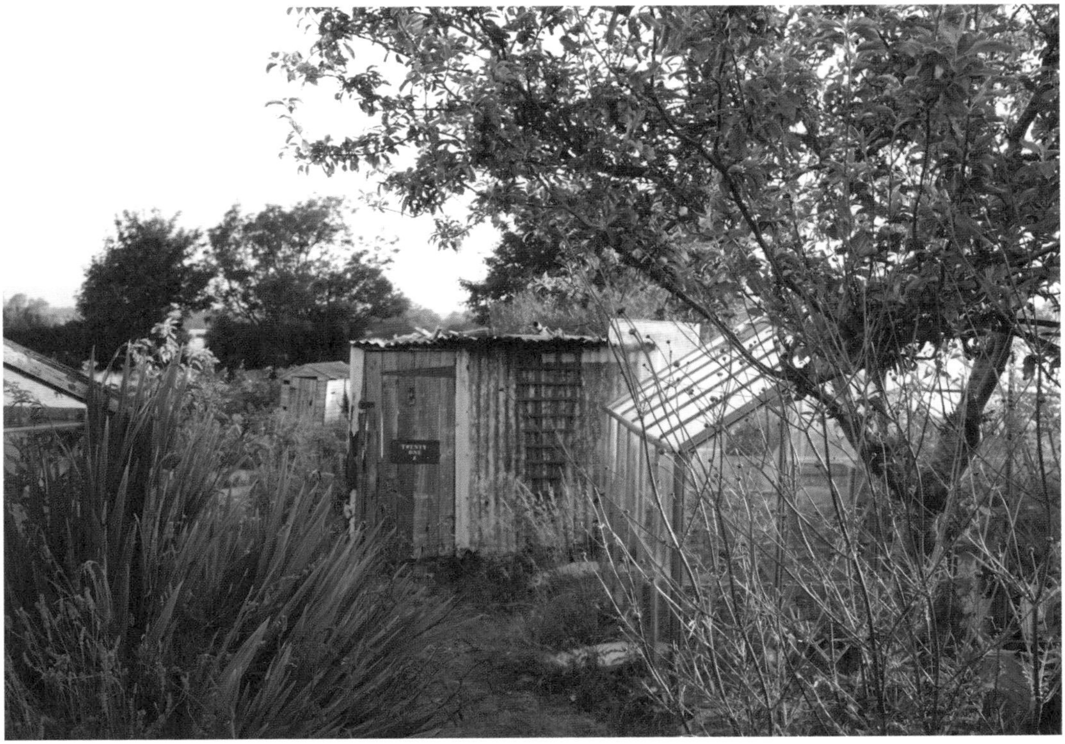

到人的静脉中，被注射者的血压会下降并陷入昏迷状态。

如果脂多糖分子穿过肠壁，短期内的影响不会太大，但长此以往就可能造成严重后果。脂多糖分子会警告我们的免疫系统，然后免疫系统向全身发送炎症细胞因子。这让人体的内置安全系统进入高度戒备状态，不仅会消耗大量能量，还会增加健康问题产生的风险。

尚未解决的持续性炎症就是一个问题。如果在机场，警报将大声鸣叫，所有人都会被搜查，所有航班会要求乘客离开飞机或干脆取消航班，机场将陷入混乱。为了保护你，整个系统可能会失控。

这个比喻可以帮助我们理解，血液中的脂多糖分子与多种多样的健康问题有关，不仅包括关节疼痛、肥胖症和 2 型糖尿病等常见疾病，还有类风湿关节炎之类的自身免疫性疾病以及阿尔茨海默病等神经退行性疾病。实际上，慢性炎症是许多健康问题的共同根源。

炎症的防御与“防御过当”

炎症是人类保卫身体健康和自我修复的基本方式之一。

如果你扭伤了脚踝，它会发热、肿胀和出现淤青，这属于急性炎症，它有助于受伤部位自行愈合。不久之后，当身体完成了自愈过程，炎症也会自行消失。迄今为止，人类的这项机能运行良好。

从本质上看，炎症是一个保护人体的短暂性过程。如果炎症长期存在且始终未消失，就会成为问题。这就是现代生活对很多人造成的影响——人体始终认为它们一直在遭受攻击。人类的生活方式正在向身体释放压力信号，触发它们的防御系统。这是当今社会陷入病态的重要原因之一。慢性炎症正成为许多现代退行性疾病的罪魁祸首。

2013 年，澳大利亚的一篇论文探讨了慢性炎症和抑郁症之间的联系。作者检验了大量数据，探讨了压力过大、睡眠不足、缺乏运动和饮食不良等生活方式，以及肠漏和吸烟等问题是如何导致炎症发生的，并最终增加了抑郁症的患病风险。

为此，他们得出的结论是：这些因素大多是可塑的，且有可能适用于治疗性及预防性治疗方案。换句话说，我的建议是通过对生活方式的干预，对体内炎症水平进行控制。这种方法的基本原则与《重启吧！我的健康人生》概述的原则完全相同：

- 减少加工食品的摄入，食用具有消炎性的食物（见下文）
- 增加植物纤维摄入量，促进微生物组的健康和多样化
- 保持睡眠的规律性
- 缓解并有效控制身心压力
- 增加体育运动频率

吃轻加工食物可以远离炎症，摆脱肠漏

针对炎症和肠漏的科学研究使我想到一种关于健康和营养的新观点。我坚信抗炎性饮食的观点具有划时代意义。众所周知，在当今社会环境中，长期慢性炎症也是流行病泛滥的一个关键因素。我认为在现代饮食中，受到破坏的脂肪，比如在加热时会降解的植物油以及高度精制的碳水化合物刺激免疫系统，催生了很多慢性炎症。因此，我们要尽可能地避免食用任何含 5 种以上成分的加工食品。

食用未加工食物和深度加工食物对身体的影响如下（图 2.2）：

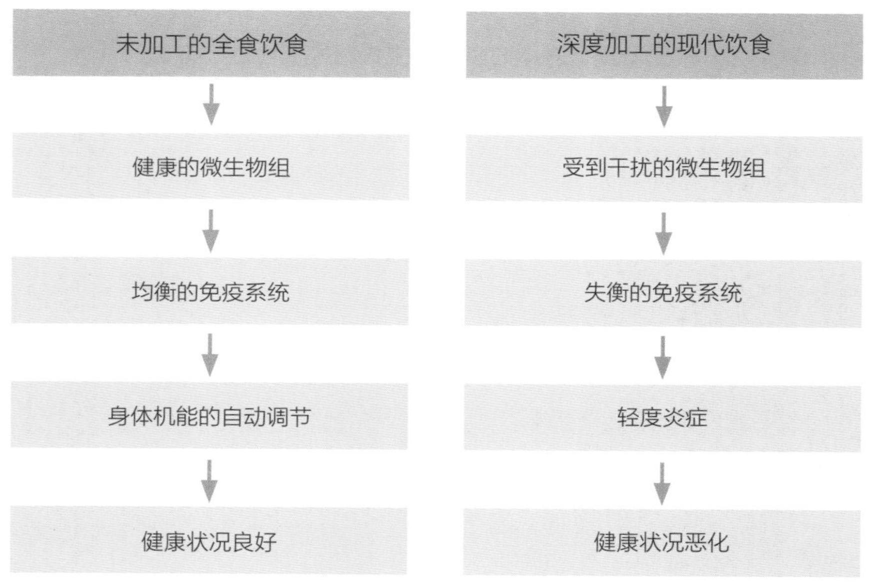

图 2.2　食用未加工食物和深度加工食物对身体造成的影响

暴饮暴食 + 深加工食品 =“饱腹激素”失灵

一个重要问题尚未得到合理解释：在西方国家，人们对一种激素的抵抗力越来越强，这种激素被称为瘦素蛋白（leptin）。这让我感到不可思议。让我们在进食后有饱腹感的激素正是瘦素蛋白，因此它也被称为饱腹激素。

当脂肪细胞按比例生成瘦素蛋白时，瘦素蛋白向大脑发出信号，表明我们的体内已积累了足够的体脂。我们体内的脂肪细胞越多，产生的瘦素蛋白就越多。当瘦素蛋白处于较高水平时，大脑会减弱我们的食欲，还可能引发消耗更多热量的生理过程。而瘦素蛋白处于低水平会引发相反的过程。

这是一种长期进化形成的机制，只要运行良好，就能让我们的体重处于可控状态下。但它和人体的很多固有生理机能一样，都是在完全不同于当下深加工的食品环境中形成的。因此，在这个陌生的环境中它已开始失灵。

肥胖症患者血液中的瘦素蛋白含量较高。因为大脑原就意识到他们已有足够的体内脂肪，所以他们的食欲通常不高。但问题是肥胖症患者的瘦素蛋白已失效，也就是说，生理系统对瘦素蛋白释放的信号充耳不闻。他们已对瘦素蛋白产生了抗性，因此更容易导致人暴饮暴食。

对瘦素蛋白抗性起决定作用的确切机制的研究正在进行，但人们普遍认为形成该抗性的关键因素包括：过多食用加工食品、加工食品对炎症的影响。

正如之前所提到的，深加工食物会导致肠漏，进而使免疫系统处于

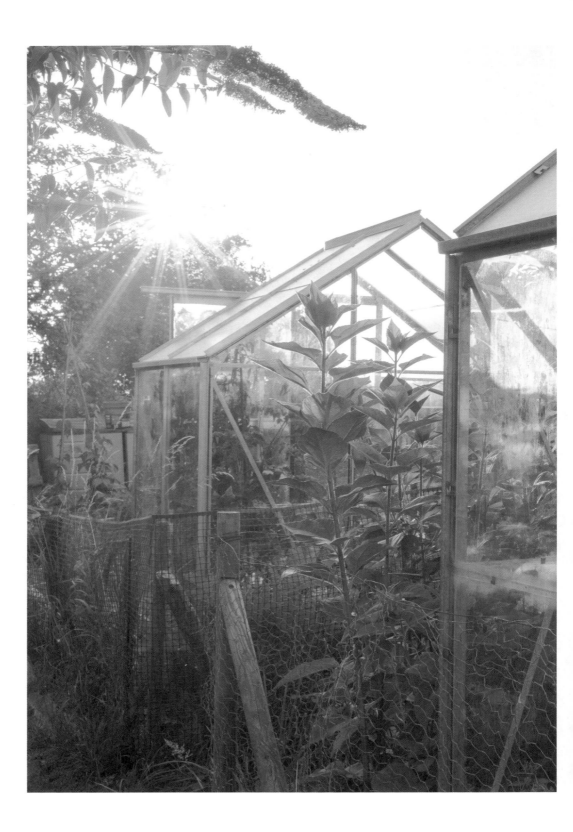

高度戒备状态。这种情况发生时，人体会释放一种被称为细胞信号转导抑制因子（SOCS-3）的蛋白质，该蛋白质可能会干扰瘦素蛋白的正常运行。结果就是体重呈现非正常增长和随之而来的各种问题。

我们的食欲受制于大脑的复杂生理机制，而瘦素蛋白扮演着主要角色。瘦素蛋白的抗性会导致我们无法控制卡路里。如果瘦素蛋白不能正常发挥信号传导功能，那在过去的三四十年里，我们的解决方案——控制饮食量及热量的摄入就是无效的。

在瘦素蛋白出现抗性时控制卡路里是非常困难的。在从事健康行业的 22 年中，我从未发现控制饮食量及热量的摄入奏效过。我更喜欢重置整个系统，以便人体对热量进行本能地控制。当然，如果计算卡路里更适合你，我也不想改变你的行为习惯。继续下去，没有问题！

多吃红薯、胡萝卜等天然食品，能减肥

我可不想妖魔化任何一种常量营养素，不论脂肪、碳水化合物、糖或是其他什么。食物与任何一种单独成分相比都复杂得多。在自然界中，很少存在仅包含一种常量营养素的食物，绝大多数食物都是由多种元素组合而成的。比如，鸡蛋中含有脂肪、蛋白质和碳水化合物。即便是羽衣甘蓝和西兰花之类的蔬菜，它们的成分中也不止有碳水化合物，还有蛋白质。

我更喜欢关注食物的整体价值，当然也包括碳水化合物。2012 年，伊恩·斯派德贝里（Ian Spreadbury）博士发表了一篇具有开创意义的论文。在论文中，他把碳水化合物划分为两大类：低密度细胞型碳水化合物和高密度非细胞型碳水化合物。

高密度非细胞型碳水化合物是现代加工食品时代最常见的碳水化合物形式。它们通常是精制的高度加工产物，一般来自谷物，并且结构已改变。斯派德贝里博士认为，由于密度更高，它们会损害到肠道及其微生物组，从而引起炎症；另一方面，有数千年食用历史的细胞型碳水化合物密度很低，因而有益肠道。

此外，细胞型碳水化合物未经加工，维持了其固有天然结构的完整性，它的成分外壁被可食用天然纤维层包裹，并存储在纤维壁内部，使其内部能量的释放更加缓慢。

斯派德贝里博士在论文中详细论述了各种食物的碳水化合物密度。我们祖先食用的是来自“真实食物”（real food）的碳水化合物，它们与现代深加工非细胞型碳水化合物之间存在着差异，差异清晰地体现在它们的密度上。斯派德贝里博士假设：我们在天然食物中发现的原始细胞型碳水化合物不会导致肠道微生物组紊乱和肠漏，所以不会引发慢性炎症。

我的很多患者都吃适量的碳水化合物。他们减轻了体重，并享受了任何其他成功的健康食品方案的所有健康益处。但他们主要摄入的是健康的细胞型碳水化合物，就像冲绳人的饮食一样，如红薯、胡萝卜和欧洲防风草中发现的碳水化合物。

“越减越肥”的塞梅拉，改变食谱后明显好转

这套观点也同样适用于脂肪。深加工食品所含的脂肪易引发炎症。这些脂肪可以看作受到损害的脂肪，主要是部分氢化的脂肪，如加热过的植物油和反式脂肪。我结合了临床实践中多年积累的专业知识、

专业性的科学研究以及患者的反馈，据此形成了一个明确的观点：只要你避免食用高度精制的碳水化合物以及受损的加工脂肪，转而食用色泽鲜艳、含有大量多酚和抗氧化剂的蔬菜，就无须担心摄入的脂肪过多。如果你食用非加工食品，就可以获得健康的天然脂肪（包括部分饱和脂肪），并且不会出现任何问题。

我曾接诊过一位名为塞梅拉的女性患者。多年来,她一直努力减肥，试过了能想到的所有饮食健身方案。可她不仅超重，情绪还反复无常，时常感到疲倦、压抑，缺乏热情。我告诉她，她可以依据自己的喜好每天多次进餐，唯一的要求就是只能吃未经深加工的食物。

我希望塞梅拉抵制预制餐、早餐谷物、烘焙食品和松饼，因为它们都是由非细胞型碳水化合物制成的产品。这些食品往往能量高、纤维少并且缺乏健康的多酚和抗氧化剂。简而言之，它们通常是劣质的“类食品产品”。

以前，塞梅拉一直对烹饪很头疼，没有丝毫兴趣，觉得食物只能给自己带来压力。为了帮助她，我教她做一些简单、健康的食物，这些食物都是可以用天然食物搭配制成的，比如肉、鱼、蛋、坚果、种子、水果，各种蔬菜，一些全麦米饭，味道鲜美的草药和香料。

几天后，塞梅拉就开始好转。仅仅一周，塞梅拉已精力充沛、心情愉快，也不再爱吃零食了。一个月后，压在她心里的那块石头彻底没了。塞梅拉对我说：“医生，我真没想到竟然这么容易。”两年过去了，她体验到了前所未有的感觉。

我亲身经历过这种天然食物的原有力量，仅仅一种健康方案就改变了数千人的命运。它能解决的问题不光是体重问题，还有皮肤问题、头痛、失眠等不胜枚举。

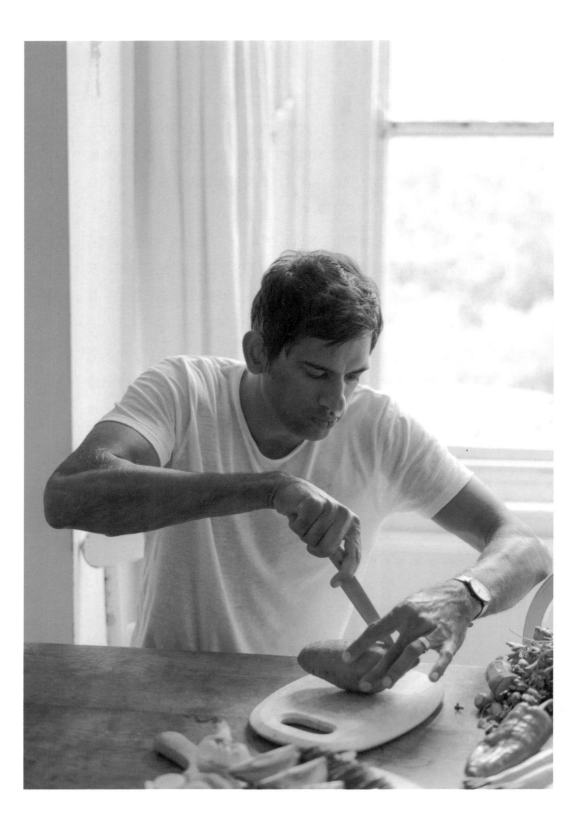

满足嘴馋 & 维持健康两全法

不管怎样严格遵循我的建议，我们有时还是会买垃圾食品。这么做的理由很多：我们有时确实很忙，有时需要加班。我太清楚这些理由了！在你屈服于这些借口时，更直白地说，在你选择无视我的这些建议时，一个包括两个步骤的策略可以帮助你快速回归正轨。

首先，不要为此感到内疚。我们入嘴的每一种食物，都是自己做出的一个选择。一旦你开始为自己的饮食选择感到难过和内疚，那么情绪就会一落千丈。坦然接受，把它当作一次小概率的偏差，享受这次意外。如果你还能选择的话，试着在明天做出一个更好的选择。

其次，尽可能地立即降低损害程度。我们都知道，在食用烤肉串和炸薯条这类深加工食物的数小时之后，血液中的脂多糖和炎症水平会升高。从理论上说，我们正在吃的东西会对血液中的重要成分造成负面影响。但是，多酚摄入量的增加，会明显降低（尽管不能完全消除）餐后带来的炎症反应。这也是我为什么热衷于提倡上述“每天 5 种蔬菜”措施的原因。一个再简单不过的方法是，在你的烤肉串中放一些西兰花，就可以减少它的危害。虽然我不鼓励大家食用加工过的垃圾食品，但也不希望一个人在饮食上一定得完美无瑕！

饱食终日还营养不良？吃得不对！

深加工食品虽然能量密度很高但严重缺乏营养。这或许能在一定程度上解释这种社会现象：尽管肥胖率在升高，我们的身体却越来越缺乏营养。我们正处于一种过度饮食却营养匮乏的社会状态中。虽然我们消耗了大量卡路里，身体里的细胞却在饿死。但也有好消息：天然食材的营养密度要高得多，因此，食用纯天然的“真实食物”也是我们对自身健康负责任的做法。这样的饮食方式可以保证我们摄入的所有卡路里都是有营养的。

加工食品的标志性特征之一就是所含营养成分较少却能被消化系统迅速吸收。顺着西兰花沿消化道向下移动的路径，我们会看到，在整个移动过程中它一直在生成有益健康的营养成分，为肠道微生物提供养分，并减轻体内的炎性症状（请参阅前文），而大多数加工食品在到达小肠的最初几英尺就被第一时间充分消化掉了。

大多数加工食品经过的机械化改造是造成这种情况的部分原因。以面包为例，以前面包仅包含 3 种成分：面粉、水和盐。但在今天，你很难在当地超市中找到所含成分不超过 5 种的面包，即所谓的全麦面包。白面包是罪魁祸首之一，信不信由你，白面包会让血液中的糖分峰值比食用白砂糖后的糖分峰值高！全麦面包让血糖上升的速度甚至不亚于士力架。这似乎不是什么大问题，几个小时后血糖又再次下降，但这种情况不仅加重了我们的饥饿感，也在向身体发出警报信号。它让我们误以为自己突然饿了，于是体内对压力产生反应的肾上腺素和皮质醇的水平开始大幅飙升。

饮食正让我们的生理系统感到恐惧和震撼。不同的早餐选择会让身体进入相应的战斗或逃跑反应状态。我的很多患者似乎看起来都有心理健康问题，但他们只是在对血糖水平不稳定作出反应而已。减少食用加工食品可以让他们的情绪保持稳定。当然，我并不是说心理健康问题都是由饮食引起的。我想说的是吃进肚子的食物是这些病症的重要诱因。

我确实见过一些病例仅通过饮食稳定血糖便迎来了病情的戏剧性

逆转。一位女士被诊断患有慢性抑郁症，她完全不抱任何希望地找到我，我建议她用非加工天然食物稳定血糖。仅仅数周后，她的这个貌似心理障碍的问题在我的建议下彻底解决了。实际上，她只是把饮食全部调整为“真实食物”。这背后没有魔术，更没有什么秘密。

惊讶吗？你应该感到意外。愤怒吗？你应该为此而愤怒。我们只需看看食品科学家在《公共健康营养》（*Public Health Nutrition*）杂志上发表的文章，看看他们是如何描述我们今天所吃的食物的：

> 超加工食品和饮料并不是经过改良的食品，而是廉价膳食能源、营养素和添加剂等工业原料通过一系列工艺加工形成的产物，这也是我们称其为“超加工”的原因。从总体上说，超加工食品能量密集，富含不健康脂肪、精制淀粉，游离糖和盐，但缺少蛋白质、膳食纤维和微量营养素。

在我们生活的社会里，像巧克力棒这样的食品，比苹果还便宜。我们是如何走到这一步的呢？我们倾尽全力地维持对健康的控制正常吗？通过食用非加工食品，并坚持简单的5种成分规则，我们就可以避免很多类似的问题。吃天然食物才是关键。

一定要记住，吃进嘴里的所有东西都是我们做出的一种选择。如果你一直都很随性，现在不妨想想为何做出了这个选择。你可能对自己的决定很满意，认为朋友的生日聚会是吃蛋糕的好机会。但不管是什么原因，接受这个原因，去做喜欢的事情吧。明天又是新的一天，又是你用健康食物滋养身体的机会。

挑战一下自己，在两个星期里只吃未加工的新鲜食物，每个这样做的患者都焕然一新了。我的一位患者告诉我，这个方法节约了她的时间，改变了她的生活。

获得健康的“真实食物”

- “真实食物”是现代超加工食品的对立面。这里使用的术语是用以描述人类数千年来一直食用的食物。
- “真实食物”是经过最少加工，接近自然状态并能被立即识别的食品，比如说，看起来像肉的肉类、看起来就像鱼的鱼肉和看上去就是蔬菜的蔬菜等。
- 大多数加工食品是高度精制的食品，它们的形态与其在自然界中的形态截然不同，大多包含糖、精制碳水化合物和受损脂肪等有毒混合物。它们的原始结构已受到加热等形式的破坏。
- “真实食物”可减少炎症，培育健康的微生物组，且有助于训练我们的免疫系统。

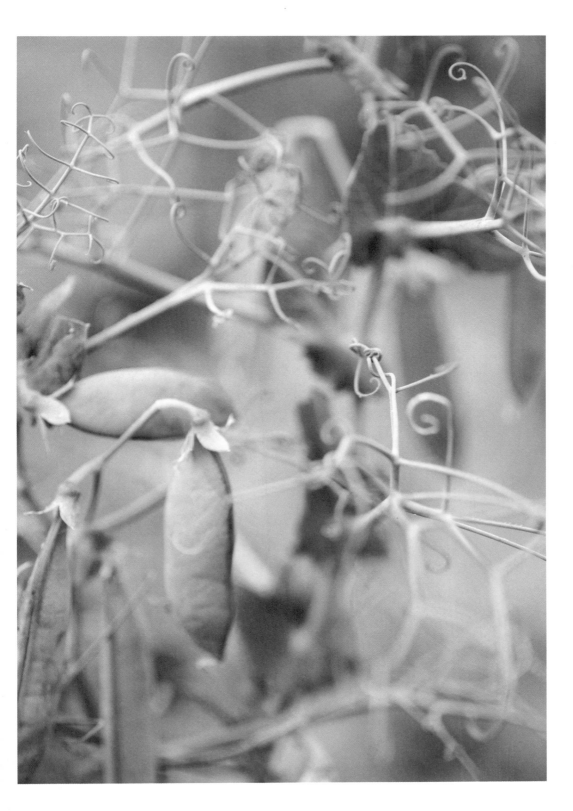

我的 13 条“真实食物”摄入小妙诀

1. 用含蛋白质和健康天然脂肪的膳食开启你新的一天。这会让我们在长时间内维持饱腹感，稳定血糖，避免血糖在接近中午时大幅下降。

2. 始终随身携带应急用的零食包。你可以把它放在背包、汽车、办公室里。我的零食包里通常会有一罐野生鲑鱼、杏仁和坚果酱等。

3. 编写一份饮食计划。很多人发现提前规划好未来一周的饮食很有意义，这样他们就能做好每周的购物清单。

4. 扔掉家里所有的精加工食品。如果没有这些食品，你摄入它们的概率自然会小得多。

5. 在每个超市都可以买到健康食品。找到这些食品在超市货架摆放的位置，每次购物只关注这些货架。

6. 制定出 5 种可在 15 分钟以内制作完的简单餐食，作为你的必备主食。

7. 经常性地在冰箱里储存些预先切碎的大蒜和洋葱。

8. 家中经常性地储藏冷冻蔬菜。冷冻蔬菜易于蒸煮，它们可以作为一种快速健康的零食，在上面淋一点橄榄油或椰子油，就可以作为餐食的一部分。

9. 确保家中始终储备有健康的蛋白质来源，如鱼或鸡蛋。蛋白质是最容易让我们产生饱腹感的营养素，而且煮鸡蛋或煎三文鱼柳不需要花很多时间。

10. 为什么不开设一个在线超市购物账户呢？一旦开始买健康食品，超市的营销平台就会推荐些你之前没考虑过的健康食品。在线平台的使用或许能为你提供帮助。

11. 香料是我们的朋友，你可以随意食用这些食材，因为它们是让餐点增添口感、提升味道的好东西。姜黄、生姜和黑胡椒等含有的很多成分都有益健康。

12. 将你的厨房布置得赏心悦目，把待在厨房的时间当作一种享受。我一直努力保持厨房洁净、一尘不染。我最近为厨房购置了一套立体音响，这样就可以在烹饪时聆听喜欢的音乐。这让我感到放松，屏蔽了外界的纷扰，专心享受着烹饪的快乐。

13. 在橱柜中为所有基本食物：坚果、沙丁鱼、水果、蔬菜、鹰嘴豆泥和坚果酱等，保留一个专门空间，方便随时找到它们。

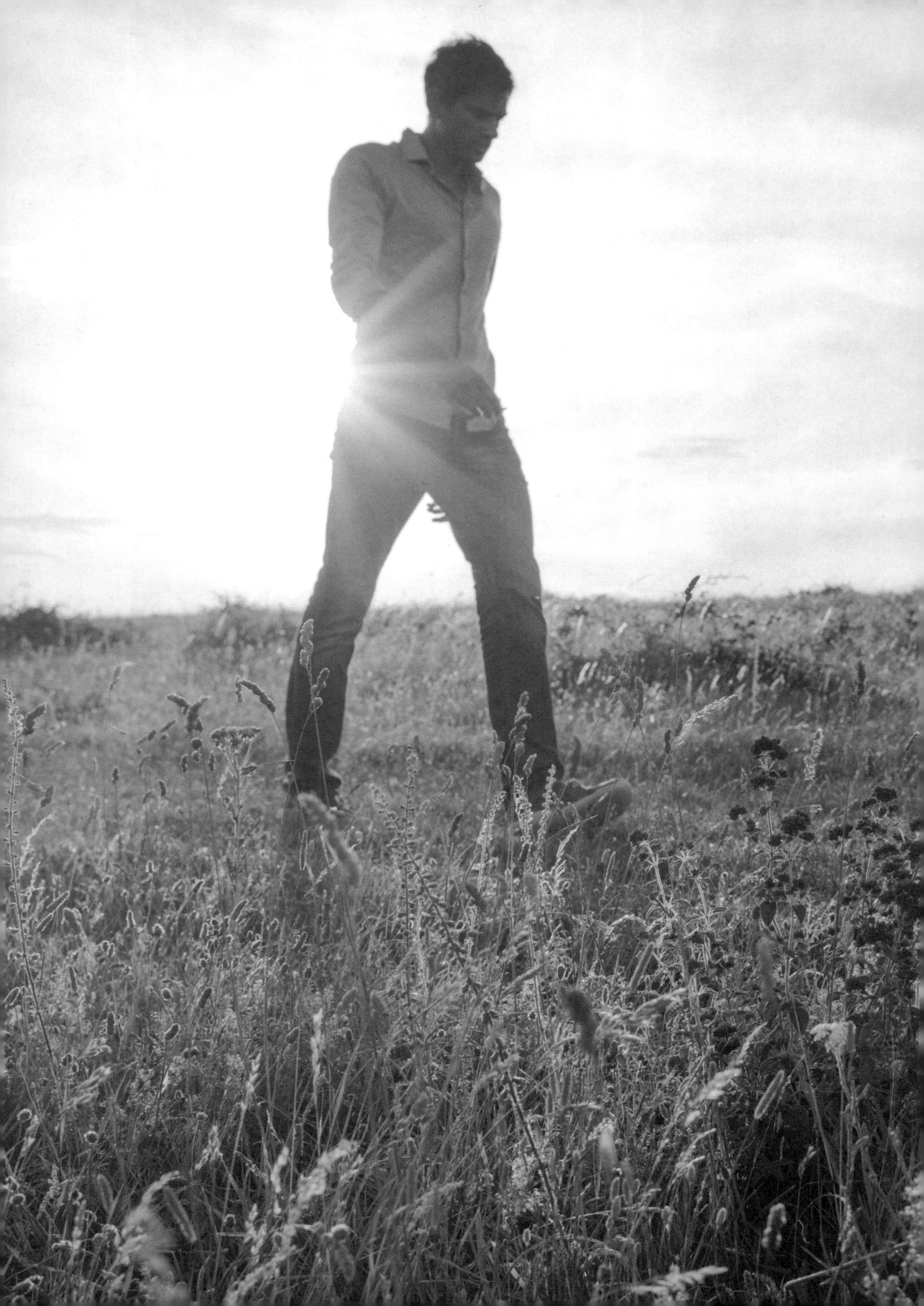

三部分

运动

很多人借运动之名损害健康：没日没夜工作、缺乏休息，
头脑一热又扎到健身房拼命锻炼……
你的运动到底是不足，还是过量了？

你运动是在追求健康吗？

我认为很多人确实该注销其健身馆的会员资格，倒不是因为那些你能想到的原因。如今，很多人借锻炼之名正在损害他们的健康，这是个日渐严重的社会问题。诚然，当前社会氛围下的人们普遍缺乏运动，但不可否认有部分人确实要减少运动量。很多患者疲惫不堪，没日没夜地全天候工作，缺乏休息，工作之余又在健身房拼命锻炼。我们确实有能量储备，但我们在不断地消耗又不及时补充它们。

假如把能量比作金钱，那么我们就是在透支能量。或许这个比喻听起来有些危言耸听，但越来越多的心脏病专家发现，在定期参加马拉松之类的耐力锻炼时，心脏确实会受到一些损伤。最近一项针对美军开展的调查表明，过度运动可能会导致肠漏现象加重（见前文）。与大多数事物一样，运动也存在一个合理的量。你的运动是否过量了？

我曾接诊过一位名叫卡丽娜的患者，她是一个 45 岁的单身母亲。至少从表面看，她是我们所见过的最活泼的女士。她轻声呻吟着坐下来描述病情：尽管已经对自己的身体照料得无微不至，她还是觉得非常

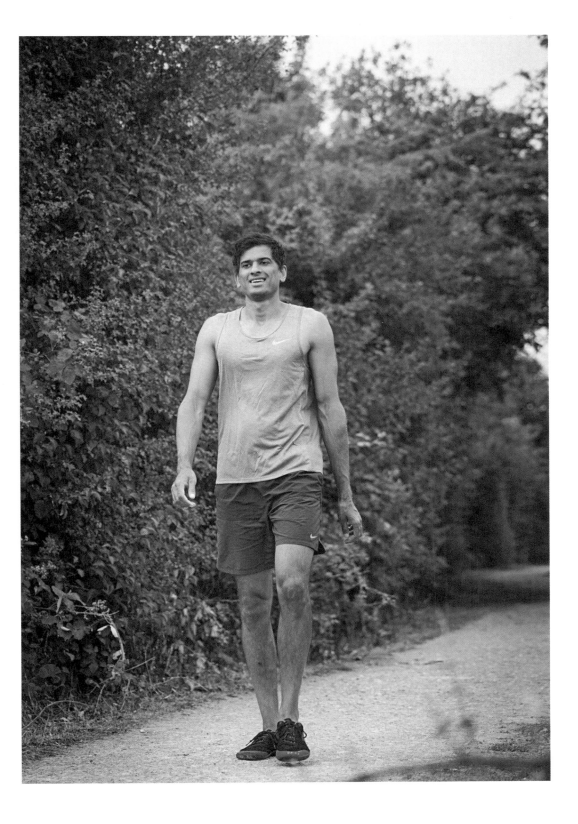

疲劳，总是减不掉多余的体重。聊了很久后，我才发现她喜欢空腹跑步。她不仅有三个精力充沛的孩子要照顾，还身兼两份工作。六个月前，她聘请了一名私人健身教练，每周健身三次，每次整整一个小时不间断训练。这些训练课程的强度非常高，但她每次都全力以赴。

当我问她训练课上要做哪些运动时，她不停地说起来，比如“身体战斗”“撕裂腹肌”和“热量杀手”等。这些名字就足以说明，她并不是在追求健康，而是在经受摧残。

这样的健身计划或许对有充足时间和精力去健身的人才有帮助，对她而言，显然没有任何益处。每次上完体能训练课，她的生活总是从痛苦但值得变得煎熬折磨。事实上，如果不把残忍的私人培训变成养生瑜伽，卡丽娜就没法减肥成功。

健身话题的部分问题在于，我们往往对健身行为理解得不准确。我们所处的文化将忙碌视为美德。我们用忙碌的程度来衡量一个人的成功与否，如果时间有限就意味着我们是被社会需要的人，并且很成功。我们把满脸疲态当作象征荣誉的勋章，即使筋疲力尽，仍要挤出最后一点时间去锻炼。

我的社交媒体中挤满了专业健身人员和医生之类的留言者，他们不顾自己的疲乏，还在记录自己或他人早晨 6 点钟的锻炼情况。尽管初衷是好的，但他们的信息显然错位了，造成了巨大的损失。如果你的生活已疲惫不堪，那么你根本就不该把自己推上健身房的绞车，这样只会适得其反。这样，你就是给已透支的身体施加更多的压力。这可能会让身体中的内啡肽暂时提升，但你知道这个代价有多大吗？

运动不足的危害：与吸烟一样糟糕！

我认为很多人都应该注销他们的健身房会员资格，还有另一个原因：对每个人来说，整个生活就是一种潜在的锻炼方式，这种方式对我们更有益。我们不能再把运动当作生活中的琐事，而是让它成为日常生活不可分割的一部分。

实际上，我认为应该彻底放弃“锻炼”，并考虑“运动”这个更广的概念。我们只需在每一天、每一刻做更多的事情，围绕运动规划自己的生活。我们所规划的生活应以保持活力为目标，但在现代生活下，我们不得不花几个小时坐汽车通勤，然后，又到办公桌旁坐上 8 个小时。

在 2010 年进行的一项研究中，研究人员认为久坐正成为一种新兴健康风险。研究结果显示，很多成年人每天 70% 的时间都在坐着，另外 30% 的人只做轻度运动。另一位来自罗切斯特市梅奥诊所的专家詹姆斯·莱文（James Levine）博士甚至宣称，“久坐是一种有生命危险的动作”。我们不让动物园里的动物长时间保持非运动状态，自己却可以接受这样的状态。因此，是时候承认不运动同样不适合人类了。

实际上，缺乏运动正在扼杀我们的健康，已成为人类过早死亡的重要诱因之一。根据世界卫生组织提供的数据，它造成的死亡人数已达到全球死亡人数的 5%。运动不足给健康带来的风险甚至大于超重或肥胖。其他研究也证实，它的危害和吸烟带给人类的相同。

当然，我不确定缺乏运动是否真的像吸烟那样糟糕。坦率地说，我自己也不清楚不运动到底会怎样。一个令人不安的事实是，久坐给健康造成的问题远比大多数人想象的严重得多。一个最有说服力的证据就是针对人们看电视进行的研究。看电视的时间与 2 型糖尿病、心血管疾病以及全因死亡[①]的增加密切相关。这目前还只是一种统计学上的关联性，因此还需审慎对待，毕竟尚无明确证据表明，久坐是这些问题的原因，而且可能只是整个大环境的一部分而已（看电视时间的延长还与不健康的饮食习惯、垃圾食品广告、其他活动占用时间减少等有关）。

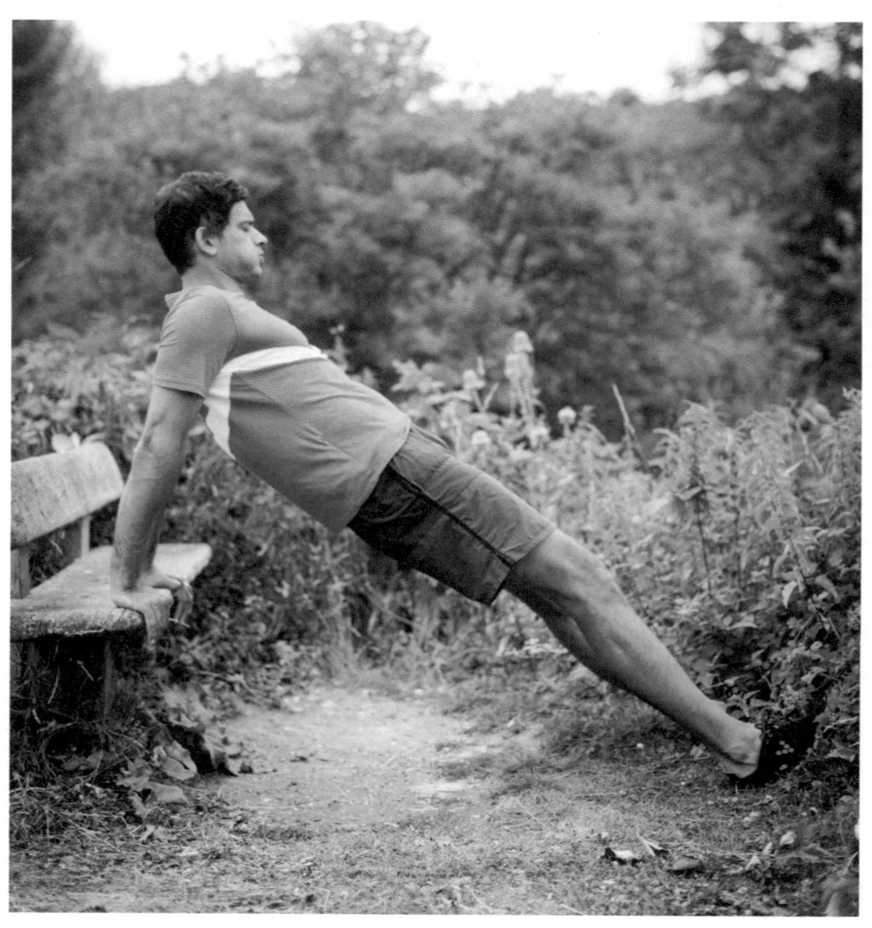

① 指一定时期内各种原因导致的死亡人数。——编者注

进一步研究发现，尽管下班后到健身馆骑 45 分钟的动感单车有助于身体健康，但这无法根除久坐给我们造成的损害。但也有好消息，荷兰研究人员在 2017 年进行的一项研究发现，我们可以在坐立过程中进行低强度运动，而且这种运动带来的恢复远比我们在健身房进行的结构化锻炼更明显。

这项研究成果的发布者称，“对 2 型糖尿病患者而言，在坐立过程中进行站立和缓慢步行，可有效改善 24 小时血糖水平，并提高胰岛素的敏感性，其效果要优于结构化锻炼。”因此，到健身馆锻炼显然不是对付久坐的解药。要解决问题，最好的答案就是少坐，增加站立和运动的时间。围绕这个核心设计好你的每一天。

正是这些激动人心的前沿发现，促使我完善了自己的运动方案。这些健身方案可以给健康带来各种各样的益处，且始终会直接影响到其他所有要素。比如说，运动和锻炼可以改善我们免疫系统的功能，通过激发我们体内的“天然杀手”，抵抗被感染的免疫细胞。此外，运动还有助于改善线粒体的合成，新线粒体的生成会增强身体产生能量的能力。它们甚至会改变肠道菌群的结构，缓解炎症，降低氧化应激反应，调节激素功能障碍，改善血压以及人体周围的血液和淋巴流动。此外，有规律的散步也是预防阿尔兹海默病的最佳方法之一。

下面这 5 种健身方案都会改善我们的健康状况，但如果必须优先选择其中一种，那么，我们应该选择第一项：每天走 10 000 步。这样做的好处是巨大的，不仅如此，如果你能成功地做好这一点，就会发现其他 4 种方案更容易做到。

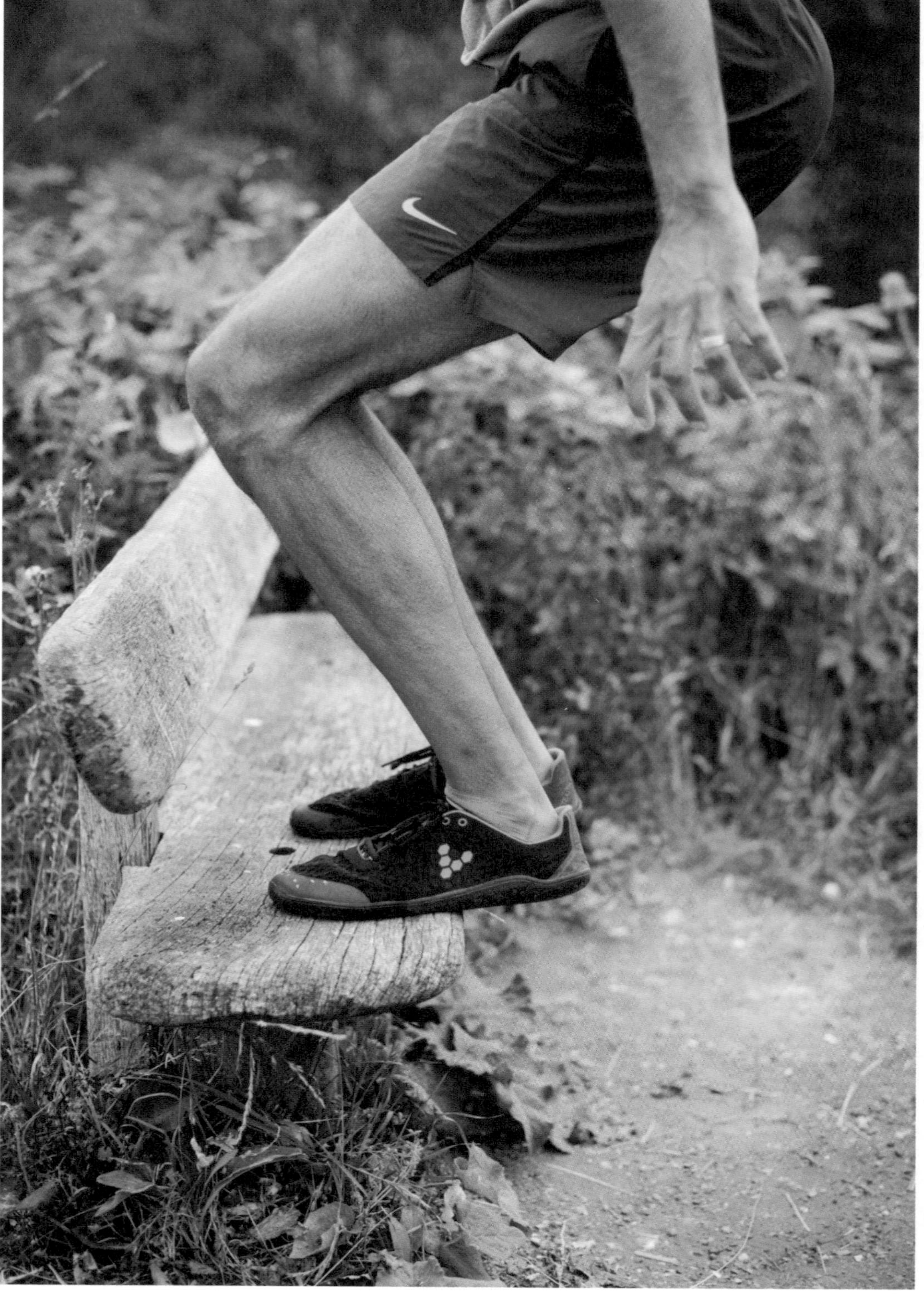

第 11 章

多走两步，无论 20 岁还是 80 岁都更快乐

每天的步行目标是至少 10 000 步。

第一种方案看似简单，因为每天走 10 000 步完全是一个具有随意性的目标。不可否认的是，你不可能用走路来抵消不良饮食的弊端，如果你吃错东西，那无论走多少步都不能逆转饮食给你造成的伤害。但是，这个简单的规则可以引导你走向更积极的状态。对很多人来说，步行是一种入门锻炼，它是从完全不运动到进入最佳运动状态的起点。走路就像呼吸一样，是一个非常基础的过程，是一个不需要大脑进行意识性控制即可完成的一种基本活动。步行带来的益处包括：

- 降低患阿尔茨海默病的风险
- 降低心脏病发作和中风的风险
- 降低患 2 型糖尿病的风险
- 提高生活质量
- 改善心理健康
- 降低患癌症的风险

我知道，走 10 000 步听起来有点多，但实际远没有你想象得那么艰难。我在行医过程中也看到过一天几乎什么都不做的人，但他们每天仍然走了数千步。实际上，步行 1 000 步只需要 10 分钟的时间。如果你可以在舒适的情况下步行，那么步行 10 000 步根本就不是问题。实际上，我接待过的每一位患者，无论是 20 岁还是 80 岁，都不难实现这个目标。如果可行的话，你可以购买一块智能运动手表或计步器。我们可以利用这些设备随时记录自己的步行情况，也可以把智能手表留在家中，因为这又意味着，在没有文本、电子邮件和社交媒体提醒的情况下，我们也可以在平和的心境中享受步行的快乐。

要找到步行的机会也并不难。你可以给自己制定一个规范：每次坐下来的累计时间永远不能超过 1 个小时。你可以在计算机上设定提示，或在运动手表上设置每 60 分钟响铃 1 次，如果到时间你还没有站起来，那就去一趟饮水机旁或是厕所。上楼的时候走楼梯不乘电梯。在入住酒店时，除非我的房间在高层，否则我不乘电梯。在机场，我一直喜欢走楼梯。楼梯上往往空无一人，而自动扶梯上人满为患。在大多数情况下，步行确实需要比乘电梯更长的时间，但为节省时间而损害健康绝对不是一件好事。

在上班或是上街购物时，我们可以怎么做呢？你一定要乘坐公共汽车到离目的地最近的车站吗？为什么不提前两三站下车，然后步行到你的目的地呢？你一定要把汽车停在距离超市入口最近的地方，或是尽可能靠近目的地的位置吗？在我家里，孩子们步行上学和回家已成为一个硬性规定。我们家和学校的距离是 0.7 英里（大约 1 126.54 米），因此在一天刚开始的时候，我可能就已经走了 3 000 步。如果我也从家去学校接孩子回家的话，那么，又可以增加 6 000 步的步行锻炼。总而言之，当你开始将整个世界当成自己的健身房时，你就会发现无数的机会让运动成为日常生活中简单又易于实现的一部分。

在工作中，我是为数不多坚持不使用扩音系统与患者对话的医生之一。由于某些原因，我不愿意使用这个东西。在我看来，走到候诊室，和我的患者打个招呼，和他们握一下手，这才是一种更有礼貌的方式。但这也是一个借口。如果我一天要看 45 位病人，那么，我需要在 6 到 7 个小时内离开座椅 45 次。以前在奥尔德姆从医的时候，我每隔 10 分钟就会从椅子上站起来，步行 20 秒钟走到接待处，和病人打个招呼，然后步行 20 秒钟回到诊室。仅仅做了这个改变，一天当中，就可以增加将近半小时的步行时间，相当于 3 000 步。

在日常生活中，我们怎样才能加强运动呢？为什么不亲自走到办公室另一边，和同事做一番交谈，而不是发送电子邮件呢？如果步行上楼梯而不乘电梯，不也很好吗？你是否曾向家里人或伴侣发短信，而不是回到家亲自告诉他们一些事呢？这么做难道很疯狂吗？

来次完美步行：走在明亮晨光下

一个额外的建议：在早晨尽可能多走路。最新研究表明，暴露在明亮晨光下的时间与体重减轻值间存在正相关关系。我认为这个关联性太完美了，它恰好符合我们对人体自然昼夜规律的认识。接触光线是合理设定生物钟节奏并确保其良好运作的一种主要机制。此外，早晨外出活动也是“睡眠”要素的一种健康方案，既然如此，我们为什么不一举两得呢？

我的增加步行小妙方

1. 每次坐下来的累计时间不超过 1 个小时

2. 上低楼层的时候走楼梯

3. 坐公共交通的时候，提前一站下车步行至目的地

4. 走去办公室另一边直接和同事交谈，而非发信息

5. 尽量在早晨多走路

第 12 章

每一次收缩肌肉，身体的抗炎能力都在增强

每周进行两次特定形式的力量训练。

肌肉似乎已成了被遗忘的器官。但毫无疑问，肌肉确实是人体的一种器官。我们习惯认为，肌肉只是为肢体提供动力的哑巴，但它在人体日常运转中的确发挥着很多积极作用。比如我们的肌肉不仅会控制身体释放激素的方式，还能控制身体的激素调节方式。我们拥有的肌肉越多，控制这些激素活动的能力就越强。体内所有细胞都含有线粒体，而肌肉细胞中的线粒体浓度尤其高。线粒体是身体的能量工厂。因此肌肉越多，体内的线粒体就越多，我们制造能量的能力就越大。

当进行力量训练时，肌肉每收缩一次，我们的身体就会释放出各种各样的化学信使，即所谓的细胞因子，其中“白细胞介素-6”尤为重要，因为它有杀死炎症的能力。我们每进行一次肌肉收缩，都在向身体发出一个抗炎信号。我们已经讨论过炎症问题的普遍性及破坏性，长期未解决的炎症问题几乎成为每一种现代疾病的基本诱因。我们很快就会讲到

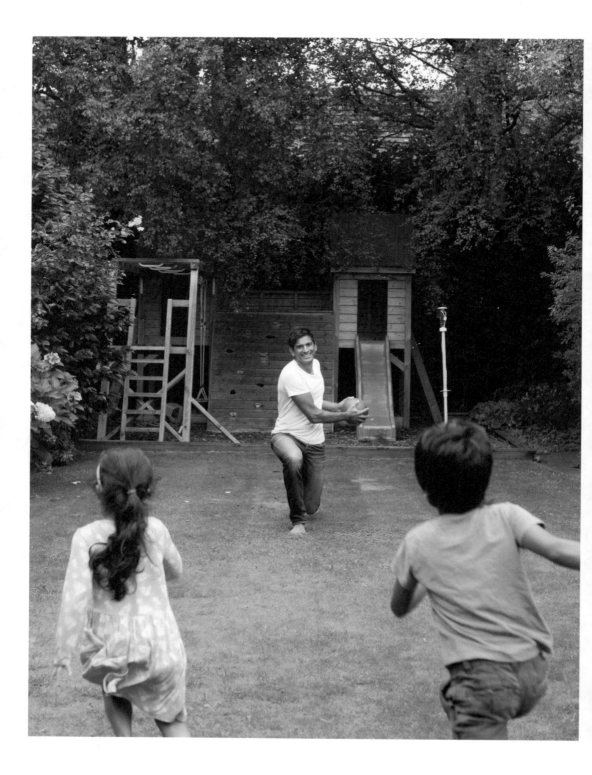

的力量训练和高强度间歇训练（最理想的情况是两者相互结合）将有助于解决这些问题。

此外，更多的肌肉还意味着我们有更多的胰岛素受体。换句话说，你的肌肉越多，你的胰岛素就有更多的空间来容纳你摄入的所有食物。因此，我们可以把肌肉比作橱柜。橱柜越大，就意味着你拥有越多的空间，意味着你可以容纳更多的垃圾食品（当然，我可不建议摄入太多的垃圾食品），我们患 2 型糖尿病的风险就会因此而受到控制。

肌肉减少症（Sarcopenia）

肌肉减少症是一种随年龄增长而出现肌肉流失的病症。这已成为一个严重的公共健康问题。一旦超过 30 岁，我们的肌肉数量就开始自然而然地衰减。随着年龄的增长，肌肉损失的速度会逐渐加快，给我们的健康造成严重危害。肌肉减少本身就是人类走向死亡的标志，而改善肌肉减少症的最佳方法就是定期进行力量训练。

进行力量训练对健康的好处

力量训练有很多好处，其中包括：

降低患骨质疏松症的风险	改善身体结构
延缓衰老	缓解压力和焦虑
改善胰岛素的敏感性	改善大脑健康
改善激素状况	增强自信心
减少出现 肌肉损失的风险	降低患 2 型糖尿病、 心血管疾病和中风的风险

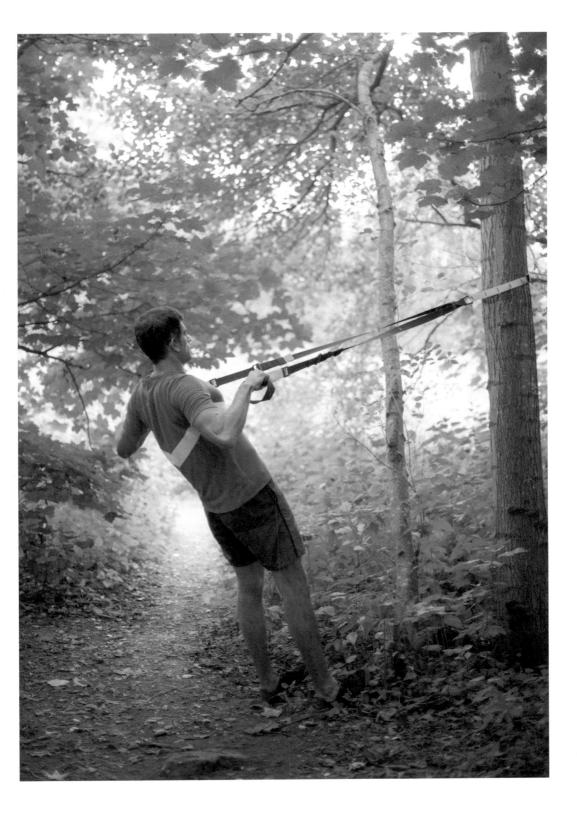

一旦超过 30 岁，力量训练无比关键

研究表明，拥有更多肌肉本身就是自我强化的表现。只有拥有更多的肌肉，你才能保有更多的肌肉。此外，它还对骨骼的坚韧程度有很大影响。力量训练已被证明是延缓人体骨骼肌衰老的重要手段，这对中老年人而言尤其重要。在我们的思维中，是那些力量训练让十几岁和二十多岁的人变得像健美明星一样，这个观念亟待改变。30 岁以上的人如果不积极进行体育运动，那么他们每十年就会损失多达 3% ~ 5% 的肌肉。对 50 到 60 岁的人群来说，肌肉每年会减少 3%左右。

这是一个非常严重的问题，因为预测生命后期死亡的一个重要指标就是肌肉数量的减少。当肌肉损失发展为病态时，就会出现所谓的“肌肉减少症”，该疾病的发生率会随着年龄增长而直线上升。目前估计，在 65 岁及以上的人群中，有多达 15%的人受到该疾病的困扰，在超过 80 岁的人群中，这一比例更是高达 50%。

像体内的大多数事物一样，肌肉减少症的病因也是多种多样的。尽管它经常出现在不经常运动的人身上，但它的形成还有另一个原因：我们丧失了肌肉受伤后的再生能力。力量训练可以促进不同类型肌肉纤维的生成，有助于受损肌肉的修复，这也是避免患上肌肉减少症的另一种途径。此外，力量训练还有助于提高我们的认知能力，有证据显示，这或许对预防阿尔茨海默病有帮助。

这项学术研究还带来了另一个令人兴奋的结论：力量训练确实会改变人们的思维方式。科学家将参与有氧运动的女性与进行力量训练的女性进行了比较。两组成员的“大脑执行功能”都得到了改善，即操作记忆和根据环境变化调节行为的能力得到了提高。参与力量训练的小组

还有很多其他方面的收获，如只有这个组别成员的注意力得到了改善。研究人员甚至发现该组别成员更善于解决冲突。

我还可以举出力量训练的很多好处。最关键的是，所有年龄段的人都低估了力量训练的作用，而且在这方面严重缺乏。实际上，一旦超过 30 岁，力量训练就成了影响我们健康的关键性因素。我们只需每周进行某种形式的力量训练，即可保持我们的肌肉数量、肌肉功能以及大脑运作的能力。至于为什么没有这么做，一个重要原因就是我们对健身概念的过度复杂化。其实，我们根本不必去体育馆健身，或是一定要穿上专门的衣服，如果你喜欢的话当然更好了，我们完全可以穿着日常服装在厨房里轻松愉快地健身。

尝试着发现一种你喜欢的力量训练。这不仅是让你心甘情愿开始健身的方式，也是促使你在随后 12 个月内坚持下去的最佳方式。近年来，骑自行车已逐渐成为风靡全球的时尚，诚然，对某些人来说骑自行车可能是个不错的方法，但室内攀岩也是一种运动，还是一种有助提高正念的运动方式；瑜伽不仅可以作为一种力量训练方式，还可以给我们带来其他益处，包括提高运动能力和强化轻松感。

毫无疑问，有些人肯定喜欢在健身房健身，在这种情况下，接受私人教练的训练或许是一种非常棒的激励手段。但如果你没有聘请私人教练的资金或渠道，也不要把这当作不健身的借口。身体很重，你必须让它动起来！

我的 5 分钟厨房锻炼图解

我设计这个健身方案是为了帮助患者在忙碌的日常生活中随时进行力量训练。锻炼地点不限于厨房，你也可以在楼梯、书房等。将以下说明作为指导并根据实际情况随时调整，见图 3.1。初期请每周锻炼两次，然后逐步养成锻炼的习惯。这是其中的秘诀。

1. 5~10 次下蹲。保持背部挺直，双脚平立在地面上，尽可能地下蹲。如果需要的话，可以抓住厨房操作台台面作为支撑。

2. 5~10 次提踵。笔直站立，脚跟尽可能地抬高。必要的话，可以抓住门或操作台。

3. 5~10 次俯卧撑。双手分开，宽度超过双肩，胸部降低前倾，然后再双手撑起。初期可以从手撑墙壁开始，随着力量的增强转移到厨房操作台面，最终能够在地板上做垂直上下的俯卧撑。

4. 5~10 次手臂肱三头肌屈伸。双手撑在厨房操作台、椅子或地板上，手臂肘弯曲到身后，上身下降。在工作台上做上下撑起最省力，在地板上做难度最大，可以按自己的实际水平调整双手支撑的位置。

5. 5~10 次弓步。向前迈出一条腿，做屈膝弓步练习。保持上身与地面垂直，并根据需要进行支撑。随着力量的增强，可以屈膝弓步并向左右两侧做转体。一定要双腿轮流进行屈膝练习。

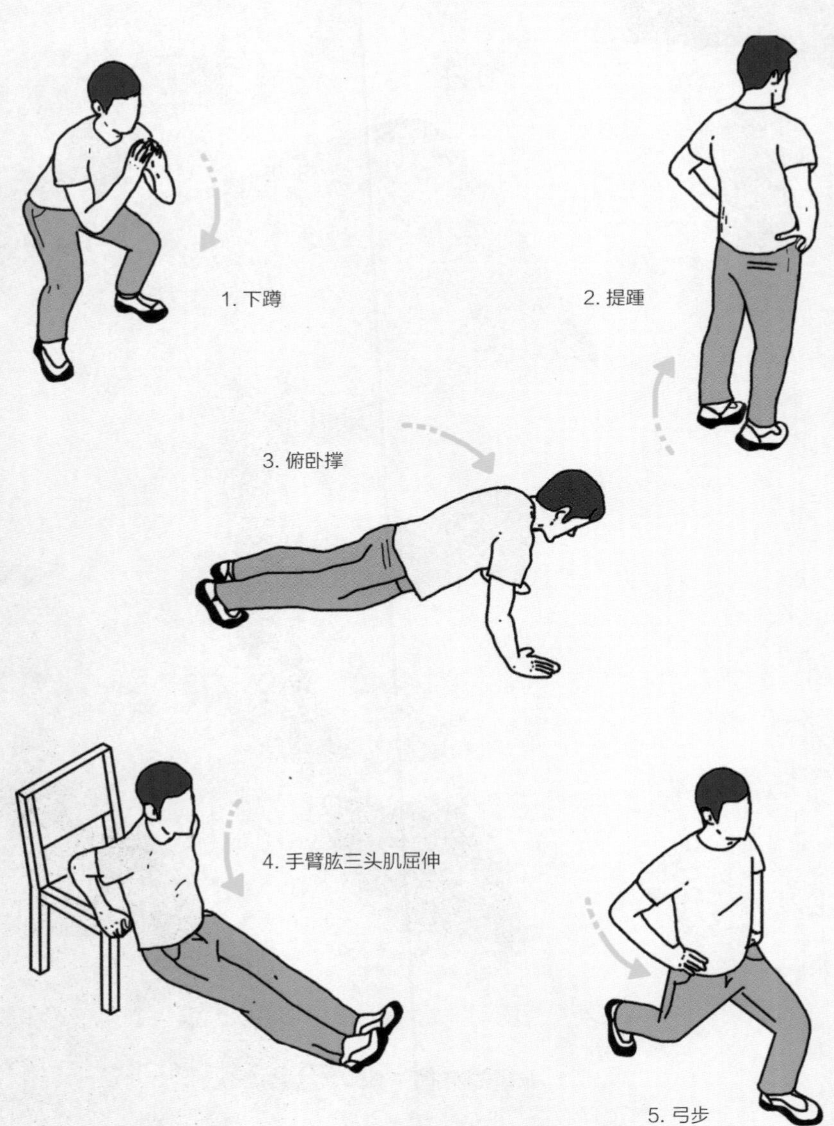
1. 下蹲
2. 提踵
3. 俯卧撑
4. 手臂肱三头肌屈伸
5. 弓步

图 3.1　5 分钟厨房锻炼

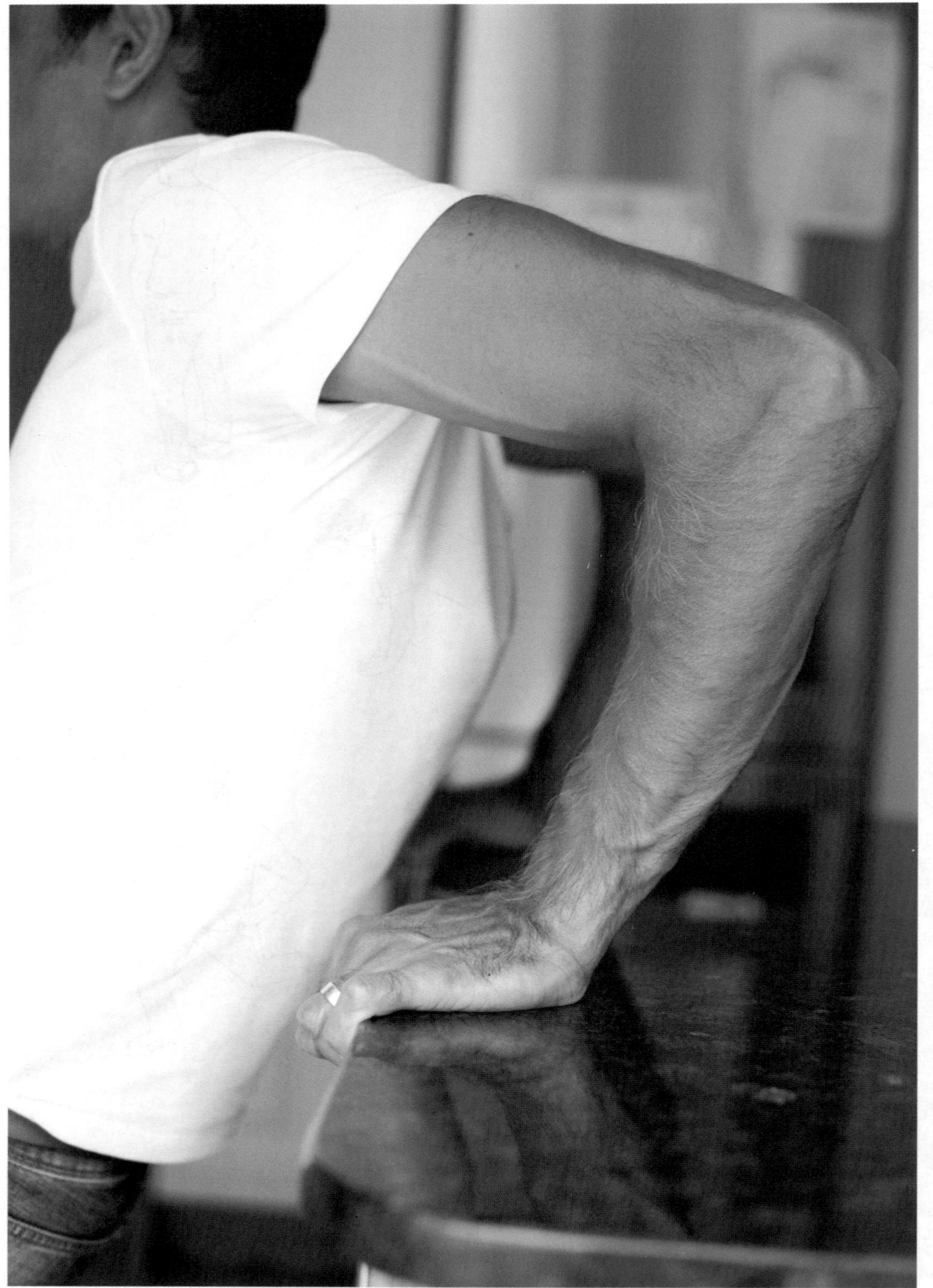

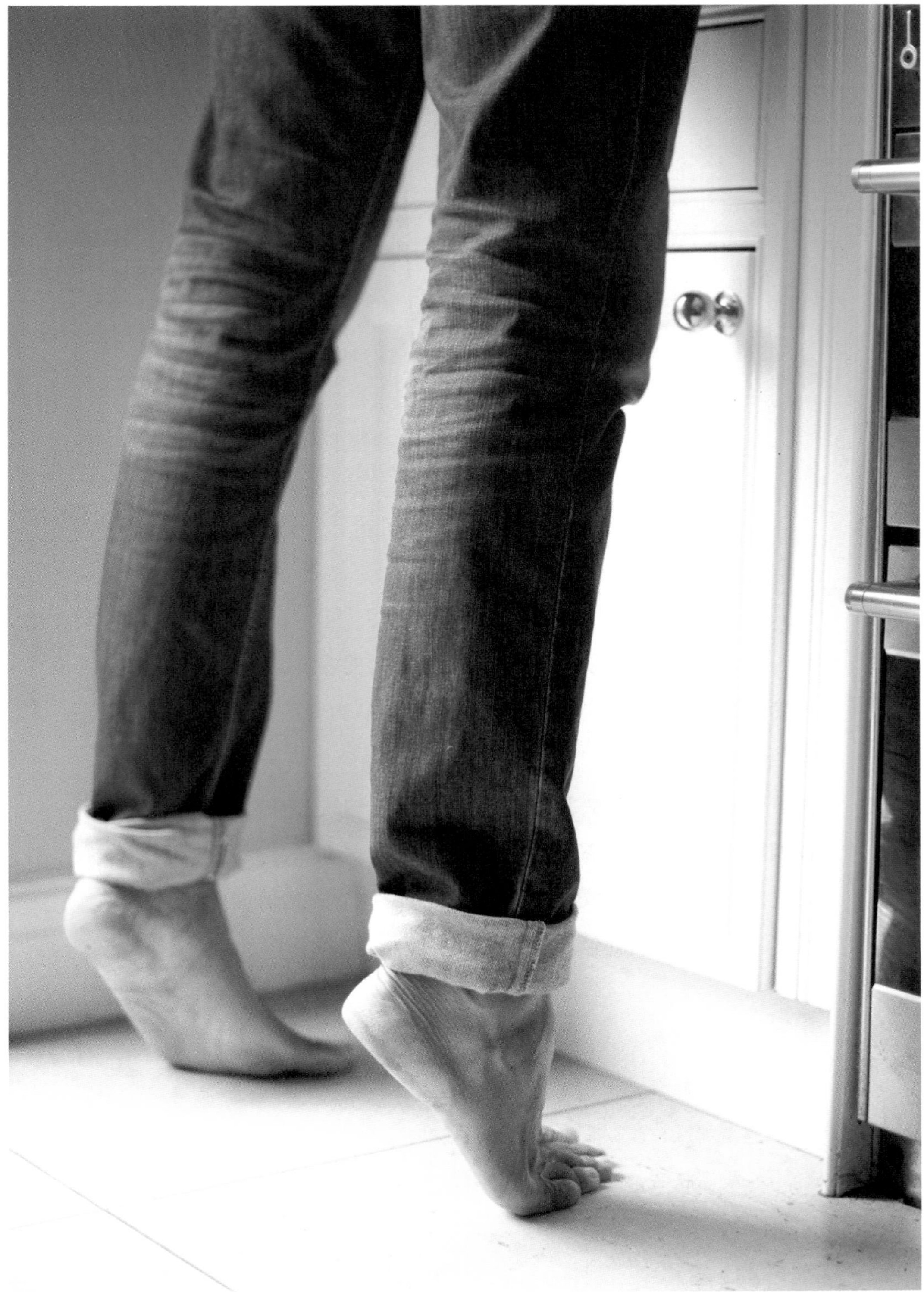

第 13 章
高强度锻炼 10 分钟胜过低强度锻炼 1 小时

寻找一种适合自己的高强度间歇训练模式，
每周进行两次时长 10 分钟的训练。

如果我告诉你要以较少的运动取得更大的成效，你该怎么办呢？你相信会发生这样的事情吗？或者说，你会认为我正在宣扬某种貌似完美但根本无法实现的“健康”计划，准备蛊惑你购买 600 英镑的装备，签署欺骗性合同，你会怎么做呢？不可思议的是，很多现代科学都告诉我们事实就是这么回事。高强度间歇训练是一种非常特殊的训练形式，已显现出诸多健康益处。简而言之，它是指在一段时间内艰苦的运动练习。这些健康益处包括：

- 降低体重
- 去除危险的内脏脂肪
- 延缓衰老
- 加速脑细胞的生长
- 增加线粒体数量，强化线粒体功能
- 提高胰岛素的敏感性，并有助于预防 2 型糖尿病早在做全科医生时，我就习惯上班前直接去健身房。每天早晨 7 点 30 分，我得准时坐在办公桌前，开始处理文字报告、验血结果以及其他各种重要但耗时漫长的东西。在接待患者之前这些资料就已经堆在医生的办公桌上了。

我得在早晨 6 点 20 分离开家，以确保在健身馆 6 点 30 分开放时准时到达。我大约要花 5 分钟做会员登记、更换服装。6 点 35 分到 6 点 55 分进行体育锻炼，我从一侧跳到另一侧，在壁球场上进行短距离冲刺，在健身器材上荡上荡下。在锻炼结束时，我的体重或许可以减轻一些。到 7 点 10 分，我刮胡子、洗澡，换回工作服。大约在 7 点 25 分左右，我到达诊所并在 7 点 30 分打开计算机，为工作做好准备。

诊所的一位同事对我说："只运动 20 分钟有什么意义呢？你没必要给自己添这个麻烦。"这位同事也是一名全科医生，她对自己的看法笃信不疑。实际上，她以前也是个一直为减肥努力的人，却始终难以忍受健身馆的氛围。在她看来，只有在能拿出整整 1 个小时健身的情况下，她才会去健身馆，否则就是在浪费自己的时间。这是一个天大的误区。但我还是看到自己的很多朋友、同事和患者每天都在犯这样的错误。事实是我们无须花太多时间去专门锻炼。

不论你在健身房花费的时间有多久，高强度间歇训练都可以解决我们的问题。高强度间歇训练和传统运动之间的区别在于，我们的锻炼并不是长时间持续进行的，而是分为很多用时较短的部分，在各部分中间留出"间歇性"的休息时间。但每个部分必须足够剧烈并达到一定的强度。我这么说的意思是，每段练习对你来说都应该达到足够的强度。我希望你能给自己施加压力，全力以赴，在锻炼中汗流浃背，心跳加速，到最后你会累得上气不接下气，以至于 30 秒内都不能正常地对话。这

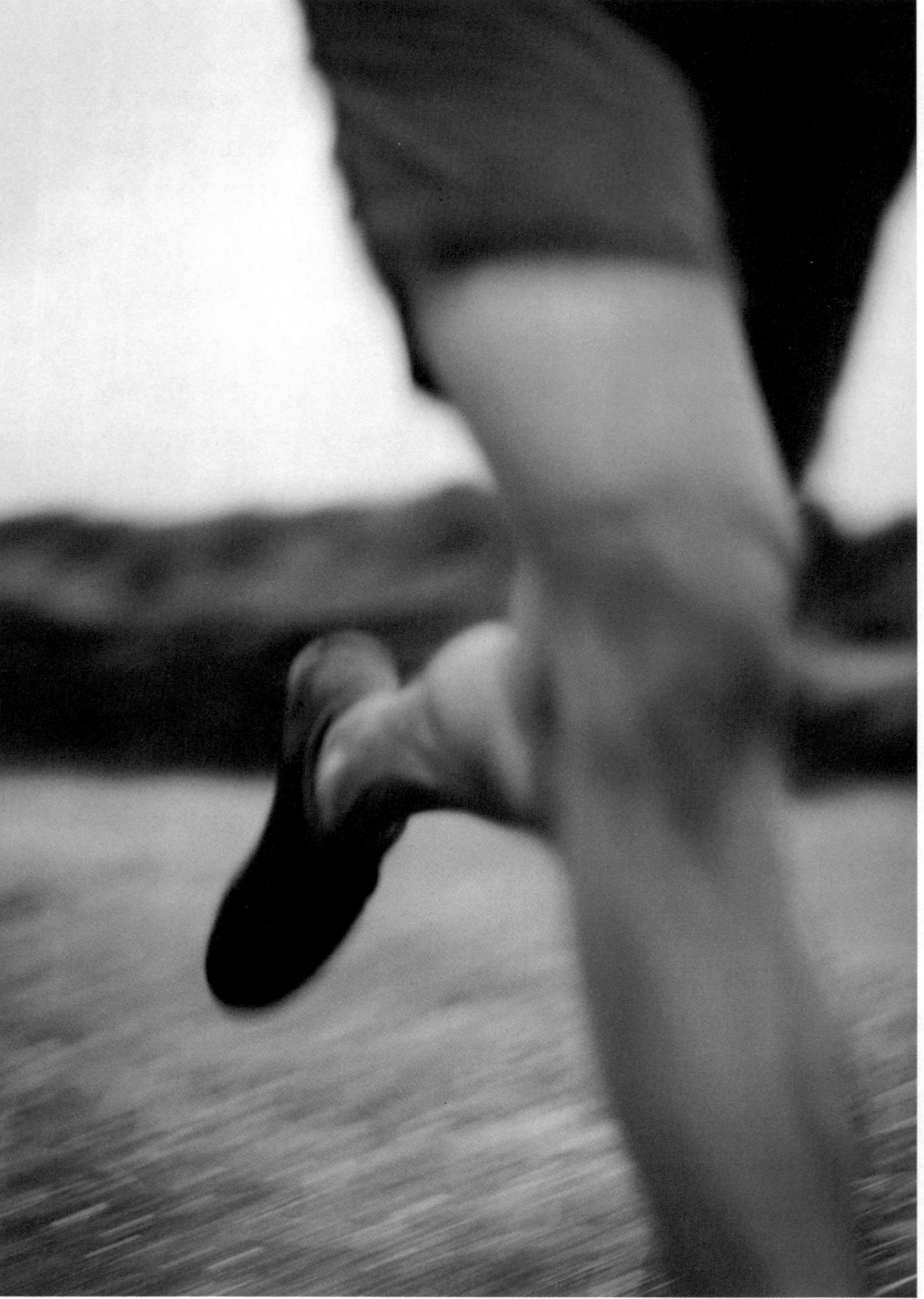

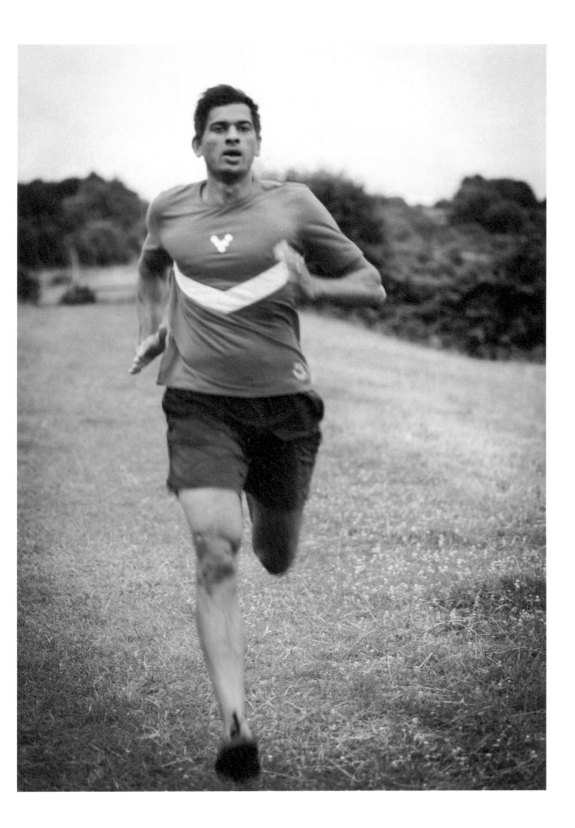

听起来很难，但务必记住，你只需在短时间内完成 1 次这样的高强度锻炼即可，因而可以很快地恢复体力。

越来越多强有力的证据表明，我们的身体完全可以对这种训练方式给出更好的反应。最近一项研究显示，1 次 11 分钟的高强度间歇训练给身体带来的益处，足足相当于 1 小时左右的持续运动。马丁·吉巴拉（Martin Gibala）是高强度间歇训练领域的国际权威人士，他通过研究发现，1 分钟剧烈锻炼对身体的强化相当于在 10 分钟内进行 3 次 20 秒钟的自行车冲刺练习，或者 45 分钟的中强度自行车练习。不妨思考一下这些数字，它们确实让人目瞪口呆。也难怪知名记者 A.A. 吉尔（A.A.Gill）发出了灵魂质问：高强度间歇训练是否有可能成为“自微波炉出现以来最能节省时间的发明”？

对于人体这个庞大的互联互通系统，高强度间歇训练带来的积极阈值效应同样让人印象深刻。与普通运动相比，高强度间歇训练可以提高胰岛素的敏感性，从而大大降低我们患 2 型糖尿病的可能性，有利于改善线粒体功能，提升身体的全部机能。

高强度间歇训练还能缓解炎症，让我们的血管更有效地工作。此外，它还会加强我们的心肺健康。至于给减肥带来的成效更是不在话下。针对高强度间歇训练进行的最新研究还表明，它还可能会减缓衰老。梅奥诊所研究人员在 2017 年 3 月的一项研究指出，高强度间歇训练有可能在细胞层面上延缓衰老过程。

高强度训练：危险的“内脏脂肪”统统消除

人体中存在很多不同类型的脂肪，其类型不仅依赖于它们的实际结构，还依赖于其在人体中存在的位置。其中一种尤为危险的脂肪被称为“内脏脂肪”(visceral fat)。有些人从表面上看似乎不存在超重的问题，但通过扫描仪检查就会发现，他们的内脏器官的内壁上覆着几层脂肪，这些覆盖在内脏器官内壁上的脂肪就是内脏脂肪。

人们有时把出现这种情况的患者称作 TOFI，意思是“外瘦里胖”(thin on the outside, fat on the inside)。看上去很苗条并不说明你真的苗条。此外，内脏脂肪比所谓的皮下脂肪更危险，后者毕竟还是存在于皮肤下面的脂肪，而内脏脂肪会大大增加我们患心脏病和中风的概率。结果不难想到吧？而高强度间歇训练尤其擅长消除内脏脂肪。

每天哪怕有氧运动 20 分钟，也会更聪明

高强度间歇训练对大脑健康有何效果呢？我们知道，所有运动都有助于我们改善认知水平，但 2015 年进行的一项研究却发现，高强度间歇训练还有利于我们强化所谓的“脑源性神经营养因子”，也就是 BDNF[①]。脑源性神经营养因子是一种对大脑有支持作用的分子。我们可以把它想象为高辛烷值[②]燃料，它有助于预防痴呆症之类的严重脑部疾病，生成新的神经细胞。另一项研究表明，即使每天只进行 20 分钟的有氧运动，也能增加大脑中的 BDNF 并促进大脑海马体[③]的细胞生长。目前还不存在可增加大脑 BDNF 细胞的药物，如果有的话，它会成为

① 即脑源性神经营养因子，是在脑内合成的一种蛋白质，它广泛分布于中枢神经系统内，在中枢神经系统发育过程中，对神经元的存活、分化、生长发育起重要作用。

② 辛烷值是表示汽化器式发动机燃料的抗爆性能好坏的一项重要指标，列于车用汽油规格的首项。汽油的辛烷值越高，抗爆性就越好。

③ 海马体是大脑中的情绪和记忆中枢。

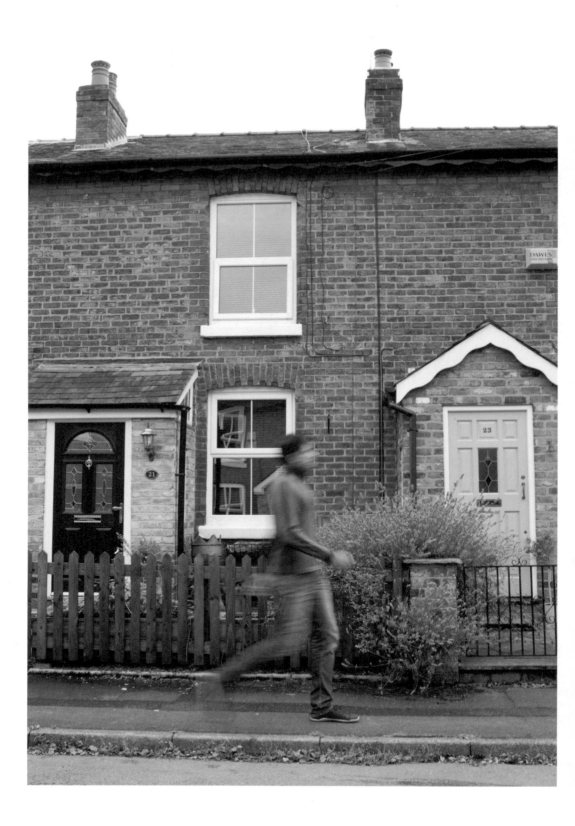
21
DAWES
23

地球上每个人的急需产品。运动拥有与这种药物相同的效力，特别是高强度间歇训练。

但是哪种形式的运动最能促进 BDNF 的生成呢？至少目前很难得出答案。然而一项令人兴奋的研究表明，以剧烈运动代替低强度锻炼的试验对象的词汇学习速度提高了 20%，其 BDNF 水平也有较大提高。高强度间歇训练还有其他好处吗？我相信答案是肯定的。

不花一分钱、不办健身卡，也能收获奇效

高强度间歇训练有很多不同的形式，我喜欢把它视为通过突变性肢体运动强迫身体适应的运动形式。换句话说，它必须是持续一段时间的高强度运动，而后是一段低强度运动。

这种运动对你来说必须是“剧烈的”。我创作这本书的目的就是帮助大家把健康这个话题简单化。这也是我不鼓励大家去测脉搏或呼吸频率的原因。只要你觉得自己进行的运动很费力，那我就认为这项运动是有效的。比如你喜欢在健身房运动，在那里你可以跳上跑步机，以每小时 12 公里的速度跑上 40 秒（或是你觉得很有挑战性的任何速度），然后再按每小时 4 公里的速度走 1 分 20 秒，后者似乎就容易多了。

通过运动形式的激烈变化，迫使我们的身体作出适应性调整。这种突变式运动可以让你健身房的会费花得更值。反复进行这种运动，可以重复 3 ~ 5 次。

我的超简单灵活锻炼法

我在 BBC 播出的《寄宿医生》(*Doctor in the House*)第一季中曾介绍过一项运动，是我最喜欢的也是最简单的一种锻炼方式，我的很多患者都喜欢这项运动，因为它非常适合在日常生活中进行，具体内容是这样的：

1. 走出前门，往路的尽头走去；

2. 以最快速度步行 1 分钟；

3. 1 分钟过后，看看你走到了哪个门牌号码；

4. 以正常速度步行折回；

5. 重复几次这个过程，但每一次都给自己一点挑战，看看能不能沿着同一条路走得更远。

完成 3 个往返之后你才能真正感受到它的威力。每天可以尝试 5 次往返，合计起来最多只需要 10 ～ 15 分钟。

第 14 章 即兴运动让愉悦感爆棚，更能改善健康

养成每周进行三到四次“即兴运动”的习惯。

我最喜欢的一句名言出自英国诗人乔治·伯纳德·肖（George Bernard Shaw）之口，他说：“我们不能停止游戏玩耍，因为那会让我们变老；我们都会变老，因为我们停止了玩耍。”这千真万确。毫无疑问，随着年龄的增长，我们会发现自己的健康和精力水平下降了，体重则因此增加。造成这种现象的原因之一，就是我们不再无忧无虑地快乐游戏、捉迷藏、踢球或是在操场上蹦蹦跳跳。

如果让玩耍成为成年人的生活常态，那我当然很乐意。但是，成年后所有责任压在我们身上，我们不得不弯腰屈服，玩乐天性就会被现实压抑甚至扼杀。设想一下，在每间办公室里，所有人在吃午餐之前集体做两分钟的锻炼，那会是怎样一番场景啊！大家快速地进行弓步、弯腰下探、下蹲或侧弓步练习，这不仅能加强公司团队建设，提振员工士气，还有利于提高全体国民的健康水平。

这个健康方案的核心在于它的娱乐性。人们开始运动并坚持下去的原因之一就是运动带来的愉悦感。最近，我再次从壁球运动中找到了乐趣。在打壁球时，我不仅可以放松心情，发挥自己的运动天赋，更重要的是能在快乐中改善健康状况。不仅如此，我的愉悦还会持续到赛后。我时常和一个小学时的好兄弟打球，我们总是聊天恶搞个 10 分钟才开始壁球比赛。这 45 分钟对我而言比黄金还宝贵，我每周都会迫不及待地等着它到来。

下蹲、捉人游戏……哪怕登台阶，都其乐无穷

“即兴运动”就是那种像快餐一样简单少量的运动。如果有人陪你一起做“即兴运动”当然再好不过了，不论是伴侣、朋友还是同事，都是不错的选择。“即兴运动”既不会像打壁球那样耗时，又不会非常剧烈。你可以随手拿起一根跳绳原地跳几下或者和同事绕办公楼跑几圈。在家的时候，我会在屋内的地板上或花园里跳一跳，和孩子们一起模仿各种动物行走：猿、熊、青蛙或螃蟹。

这些既能带来乐趣，又让我倍感活力充沛，也能让我们气喘吁吁。我们每天都会更换新的游戏，比如说下蹲、捉人游戏（见下文）或是登台阶。有时候，我们仅仅是边放音乐边唱歌、跳舞。虽然这些游戏经常让妻子恼火，但我们还是感到非常开心。每次要吃晚餐时，我们都还是气喘吁吁的。在进餐前做这类“即兴运动”的好处在于，它们实实在在地改变了身体对食物的摄入方式。多项研究表明，在进食前进行一些低强度娱乐性运动，进食后血糖的升高会更和缓。

我最喜欢的一项游戏是我的朋友达里尔·爱德华兹（Darryl

Edwards）推荐的。爱德华兹是“原始游戏法”（Primal Play Method）的设计者，他称之为“原始人的捉人游戏”。游戏由两个人参加，规则就是想办法摸到对方膝盖与臀部间的任何部位。因此，为了获胜你就得设法躲开对手并想方设法摸到他。我们可以在任何地方进行这样全方位的运动。该运动乐趣无穷，以至于让我们感觉不到是在锻炼。

2 分钟，趁食物在微波炉加热，来组俯卧撑

对我而言，厨房始终是沉浸于“即兴运动”的绝佳场所。让我记忆犹新的是，在我十几岁时，我会趁着食物在微波炉加热的两分钟里，趴在地上做几个俯卧撑。现在，在做水煮菠菜时我会和孩子们一起做 20 次下蹲。你可以拿两个橄榄油瓶，用它们做侧平举并单腿跳跃 30 秒钟，甚至从厨房的一侧跳到另一侧。关键是每天让心脏剧烈跳动 3 到 4 次，而且这个过程一定要有趣！

我的办公室午休时间锻炼详解

我真心希望在办公室里，大家都能养成这样的习惯：每天午餐前进行一次娱乐化的“即兴运动”。我们可以用下列动作进行组合，见图3.2，也可以按自己的想法进行创新。尽可能让所有同事加入你。

这个方法就是为了有趣，无需动脑也不存在竞争。这只是一种吸引大家积极参与的方式。以集体形式进行锻炼，最大的好处就是有助于坚持运动。

1. 倚靠办公桌做 3 次双臂屈伸。

2. 5 次原地跳跃。

3. 5 次拍手支撑。两个人相对站立，朝对方箭步蹲，并用左手与对方高举的左手相击。

4. 用两条腿分别支撑，进行 5 次侧弓步。向左迈出一步，弯曲膝盖，同时保持身体前倾，并将右脚支撑在地板上。

5. 撑着办公桌做 5 次俯卧撑。

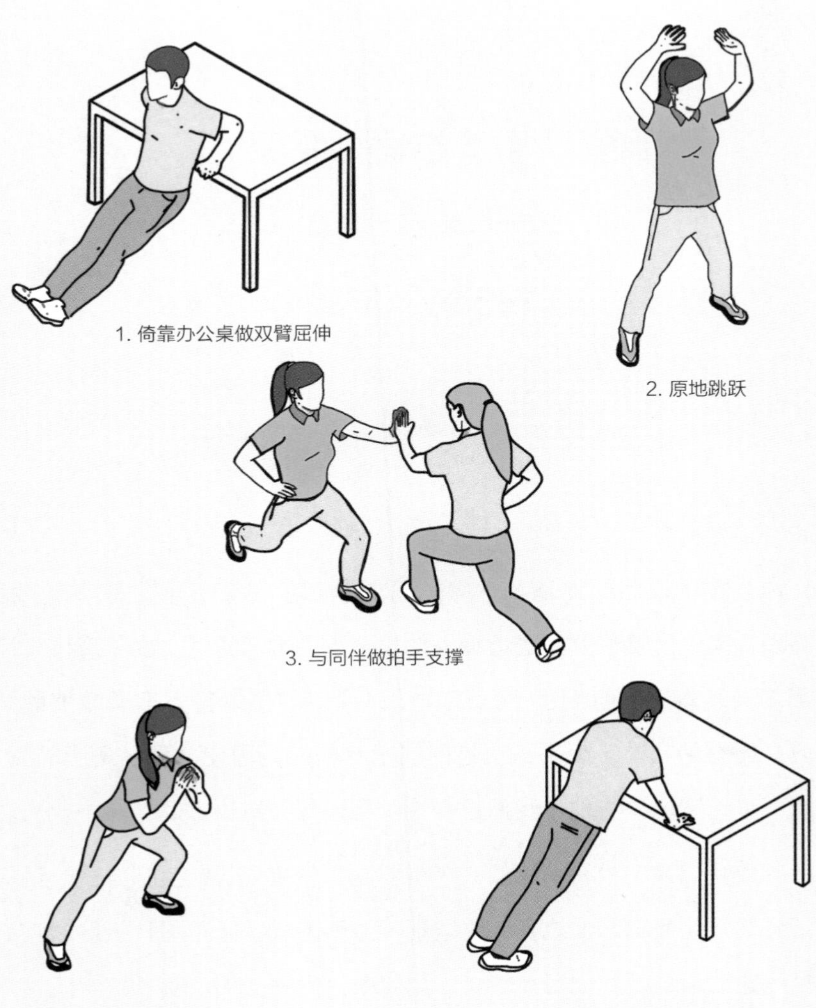
1. 倚靠办公桌做双臂屈伸
2. 原地跳跃
3. 与同伴做拍手支撑
4. 侧弓步
5. 撑着办公桌做俯卧撑

图 3.2　办公室午休锻炼

第 15 章
叫醒“昏昏欲睡”的屁股，让腰酸背痛无处遁形

每天至少做一次臀部运动，整套动作每周重复四次。

你会在不稳固的地基上盖房子吗？你会在倾斜的地板上教孩子搭乐高积木吗？这恰恰是我最近看到的很多人的健身方式。由于现代生活的影响，基本运动机制已不再起作用，我们的身体整天都是蜷缩的并适应了蜷缩的状态。大部分日常时间里我们已经固化成型：弯腰驼背，肩膀下垂，脚拖拉着地。我们是臀大肌和臀部“昏昏欲睡”的一代人。

导致我们臀部松松垮垮的一个重要原因就是现代的生活方式。现代生活方式已让我们习惯这样，这些现代生活方式实际上是种折磨，它们才是问题的根源。我们习惯性认为屁股就是用来坐的。其实臀大肌也是人体最重要的肌肉群之一，它是人的“基石”肌肉，如果失去了臀大肌，将引发其他很多肌肉的灾难性连锁反应。

实际上，很多背部酸痛是睡懒觉引发的。臀大肌或者说屁股上的肌肉不仅有支撑骨骼的作用，而且在发挥生物力学的功能上也很重要。无

论男人还是女人总会有意无意地通过臀部形状来挑选潜在伴侣，这并不是巧合。因为臀部并不是孤立的，在互联互通的庞大身体系统中，从肩膀一直到脚部的所有肌肉群都与臀部有联系。如果臀部不能好好工作，将会给身体的其他部位带来负担。

这些肌肉的重要性让我深有体会。23 岁那年，我还是爱丁堡大学医学专业的 4 年级学生，我和朋友史蒂夫还有玛丽搬进了一套新公寓。当时，我迈着前所未有的惊人步伐将玛丽的箱子搬到楼上，爬了整整 6 层楼。大约半个小时，我才把所有箱子搬到楼上。太吃力了！我的背部右下侧突然剧烈地疼痛起来，手里的箱子滚了下去，我痛苦地倒在地上。当时我的后背似乎失去了知觉，在那之前，我从未想过背部会受伤。和大多数人一样，我每天都在透支自己的背部，但这让我忍受了 10 年慢性背痛的折磨，影响到生活的各个方面。因此，我必须从工作中挤出一部分时间认真规划一下旅行，放下所有喜欢的运动。

我花了很多时间才找到解决方案。所有人都说，由于我的身高（6 英尺 6 英寸，合 1.98 米），患背部疼痛是不可避免的。我完全不接受这个观点，我尝试了人类发明的每一种疗法。大多数疗法只会短期内缓解背痛，但在数周内，疼痛便会再度袭来。对知识的渴望使我接触到该领域最有创造力的一位大师——加里·沃德（Gary Ward），我开始正式追随他，研习运动力学。

沃德是人体力学及人体运动领域的超级重量级人物。他打破了所有陈规陋习的约束，在帮助人们塑造健康体魄上取得了巨大成功。在沃德的健身理念中，最核心的就是最大限度地简化人体力学。按照他的观点，我们现在就能运用这个想法：身体的运动能以两条主链（two primary chains）形式进行，并且是可以分解的。

你的屈肌链：从晨起到入睡，一直在透支

首先是屈肌链（flexor chain）。当弯曲肱二头肌或将膝盖抬高至胸部时，我们会感到不适。在现代生活环境中，我们往往习惯透支屈肌链。从早晨起床到晚上上床睡觉，我们的脊柱都处于弯曲状态。我们弯下脖子盯着手里的智能手机。人类头部重量在 4 到 5 公斤之间，因此，每次低头都会给颈部关节带来很大的负担。我们坐下来吃早餐、坐着工作、整天弯腰蜷伏在桌边，下班回到家，我们依旧蜷缩着坐在沙发上。但长时间的弯曲状态自然会让我们付出代价。对很多人来说，蜷缩已成为一种恶习，以至于即便是站着，身体依旧处于蜷缩、弯曲的状态！我们正在透支屈肌链的表现包括：

- 扁平足
- 膝外翻
- 背部上端圆圆的隆起
- 头部习惯性前倾
- 臀部无力

肌肉张弛有度，“头顶书”般挺拔腰身不是梦

与屈肌链对应的是伸肌链（extensor chain）。我们使用伸肌链时，臀部或脊椎将处于伸展的直立状态。通过肌肉的伸展，我们可以直立身体并平视前方，这显然是一种有益健康的姿势。伸肌链的作用是激发活力，并让我们从身体弯曲的状态中解放。身体保持平衡的关键是兼顾伸展和弯曲两种姿势，这样，大脑才能选出最适合人体状态的姿势。

当人体屈肌链和伸肌链平衡有序地工作时，我们看到的就是经典的“头顶书”姿势：

- 身体笔直挺立
- 头部轻微后仰
- 胸部挺起
- 颈部垂直伸展
- 肩部展开且下沉
- 臀部肌肉进入激活状态

有意识地调整身体姿势往往不是长久之计。我曾花费数年时间尝试这些早已老掉牙的劝告，即向后拉伸肩膀，让身体笔直站立。但都没有用，因为我没有改变自己的思维，还没有把这些调整内化到思维中。沃德的方法就是让身体运动起来，唤醒这些昏昏欲睡的伸肌链，让臀部活动起来，让我们把笔直站立变为下意识的姿势，而不是思考后才去做这些动作。

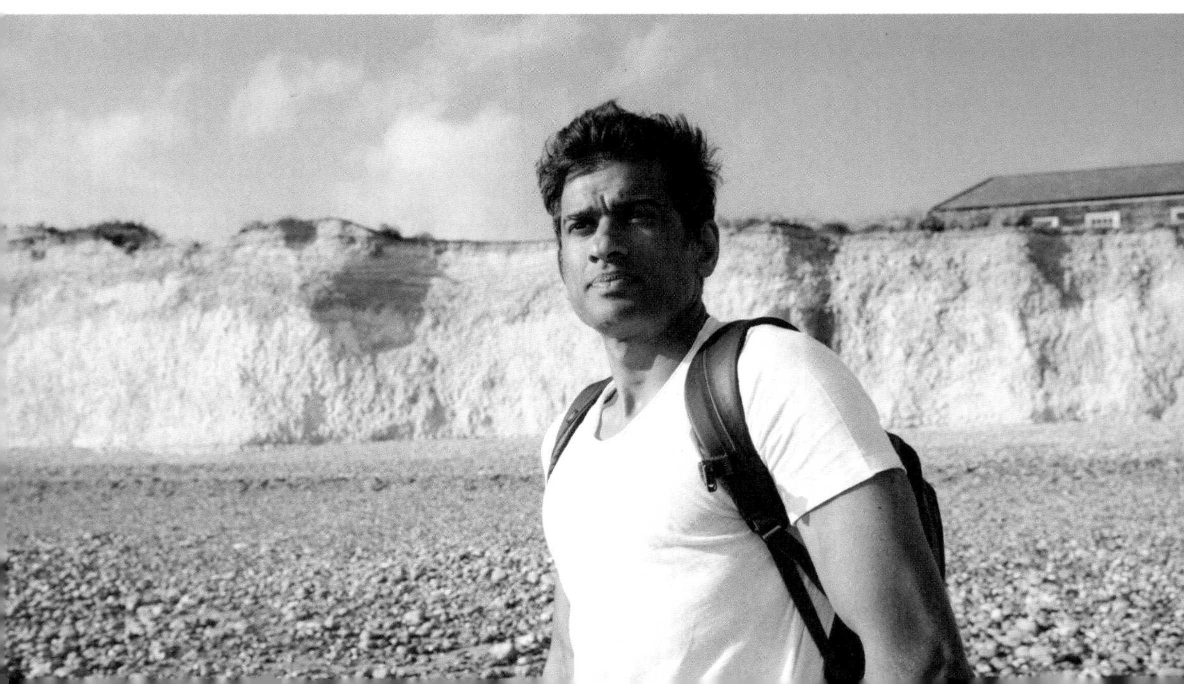

我们在现代生活方式中习惯了这种蜷曲的状态，因此也失去了舒展身体的能力。我们整天坐在椅子上，盯着电视或智能手机的屏幕。人们发现很多纠正方法都包括恢复肌肉伸展力的训练。当我们没有使用伸肌链时，臀部肌肉这个主要肌肉群将丧失活力并进入“昏睡”状态。

伸展臀部、拉伸脊椎，拉伸——拉伸——再拉伸

在过去几年中，这句话一直是我的口头禅，我希望它也能成为你们激励自己的口号！我们要再次习惯打开身体，学会尽量地伸展臀部，尽量地拉伸脊椎。当然，少坐是非常有益的，尽管它并不能让身体自动进入伸展状态，但也绝对不容忽视。然而，大多数人都需要一定的指导，才能充分发挥身体的伸展力量。

今天，人们在锻炼身体时往往只关注“镜子里看得到的肌肉”，这是我们在镜子中看到的自己，因而人们自然愿意接受以增肌为目标的健身。他们会痴迷于能让镜子中的肌肉更完美的运动，如卧推杠铃、弯曲肱二头肌和仰卧起坐等。所有这些练习都需要身体进入“弯曲”状态。但我们还要关注镜子中看不到的肌肉，比如能让身体伸展和笔直站立的背部肌肉。

在十几岁时，我还是一个又高又瘦的典型印度男孩。我那时能在学校更衣室的镜子中看到自己的肋骨，这让我非常困窘和不安。也就是在那个时候，我开始看各种健身杂志里肌肉健硕的男性照片。于是，我每天开始做俯卧撑和仰卧起坐，就这样坚持了大约两年。当然，我身上的肌肉练得不错，但也在无意中改变了身体的各项运动机能。

这值得吗？绝对不值得。为了这些看得见的漂亮肌肉，我不得不

忍受数年的痛苦，还经历了数年的矫正运动才消除了不良锻炼对身体造成的损害。实际上，这些后果纯粹是虚荣心酿成的，它让我只关注看得见的肌肉。每次到健身馆时，我都会看到这样的情形：肩膀弯曲变形、弯腰驼背、有着扁平足且近乎畸形的健身者，摇摇摆摆地出现在我眼前；他们姿态笨拙、行动迟缓、神情呆滞。

作为医生，我一直为自己豁达的心胸感到自豪，且始终热衷于向各类医疗健康专业人士学习新事物。实际上，我也是第一位拜沃德为师并向他学习健身知识的医生。令我大吃一惊的是，他看待身体的角度居然和我认识健康的方式如出一辙。他从事这些研究的动力来自他想找到疾病根源的愿望。从源头上消除病因,而不是简单地抑制某种表面症状。当我向他请教背部疼痛问题时，他很快就发现我的右脚有脚掌内旋的问题。换句话说，我的足弓实际已经塌陷，而且脚底变平导致脚无法朝反方向转动。足科医生此前曾提起过我的足病，但也只给我开了些毫无作用的矫形鞋垫。

沃德则有不同的解决方案。他承诺一定会让我的右脚重归健康，且坚持认为足疾是我背部顽疾的关键。但这与臀部有什么关系呢？当然有关系，只要某一只脚出现问题，就有可能直接影响到臀部，反之亦然。事实证明，我的右侧臀大肌已不能正常转动，这意味着我的背部在分担压力。因此，痛苦的不是毫无活力的屁股，而是我的后背。

在沃德的指导下，我很快就清楚地认识到：这么多年来，无论是理疗还是按摩，针对我背部的方案无一奏效。它们只能打补丁式地短期缓解疼痛，要根治背部顽疾，必须得让沃德调整这些有害的治疗方案，让我的身体接受“再教育”。当务之急，就是让出问题的脚恢复正常，进而唤醒臀大肌。而通过不到一周的每日五分钟锻炼，我的慢性背部顽疾就神奇地痊愈了。我的锻炼主要以本节末尾介绍的四项内容为基础。这绝对是我经历过的最神奇的事。几年后，我的右脚足弓再次转动自如，我的右侧臀大肌也能适当活动，最重要的是我再未出现过背部疼痛。

现在，我终于可以无忧无虑地打壁球、滑雪。对我来说，这彻底转变了我的生活状态。我又可以每天自由自在地活动身体，找回我昔日热爱的但因背部疼痛不得不放弃的运动。这个变化给我的身体带来了巨大的连锁反应。我变得更快乐、更健康，精力更充沛，幸福感也提高了。如今，我过上了 6 年前完全无法想象的生活。

在沃德的代表作《脚是什么》（*What the Foot*）和他的培训课上，我最早认识到臀部的重要性以及如何唤醒它们，避免不良体态带来的负面影响。臀大肌属于伸肌链，它们有助于臀部的伸展。也就是说，站立或下蹲动作与弯曲臀部坐下时的屈曲动作相反，髋关节伸展和臀大肌收缩应是同时发生的。但在这个人人都习惯弯腰驼背的世界里，我们正在失去臀部伸展的能力。

有些人在几次体能训练后，可能还要进行艰难的臀部伸展，因此他们很有可能得出这样的结论：这种方法根本不起作用。如果这样，我猜想你的不适肯定还会持续下去，而这恰恰是沃德的健康哲学所针对的问题。他认为我们的身体已经习惯严重蜷曲的状态，因此在尝试以传统方式进行伸展时，我们就会不自觉地落入不良习惯中，我们的身体完全忘记了应有的运动方式。

每次站起来时，我们都应该用到臀大肌，但大多数人都不会这样。相反，大脑会告诉我们忽视臀大肌，转而调动其他肌肉。为重新训练我们的大脑，沃德设计了一系列锻炼方案，让合适的肌肉投入运动中。最需要清楚的一点是，我们根本就不能有意识地“决定”调动臀部肌肉，从而适当地伸展。大脑会在不知不觉中做出这些决定，因此我们需要锻炼出提醒大脑的能力，学习如何触发正确的肌肉使其参与到运动中。这正是沃德正在解决的问题。

这里有一个简单的例子，通过胯部的充分弯曲，我们可以制造这样的情境：你唯一可以做的就是适当伸展。我们可以平趴在地板上，并向后抬起一条腿，这时臀部的肌肉会被激活。在你准备做这个动作时，大脑会有很多选择。因为臀部肌肉已适应了休眠状态，大脑倾向于选择更容易的方式。而沃德设计的动作，会让大脑别无选择，唯有发动臀部参与运动，才能以最合理的方式让我们抬起腿。

我和沃德提出了四组以脚、胯部和臀部的参与为目的的动作。这些动作可以帮助我们重新训练自己的大脑，让大脑按预期方式指挥身体。我们可以单独进行每一个动作，也可以把它们作为一组动作连续进行。希望大家通过如下四项练习，学会通过身体运动伸展髋关节。我相信这些锻炼能让你的身体唤醒“沉睡”的臀部。

注意：我们应该赤脚或只穿袜子做每一个动作。

跟我做，要领 1：单脚支撑、伸展练习

这个动作是任何锻炼步骤的基础动作，比如说标准的有氧运动、迈小步或是登台阶。这项练习的目的就是通过伸展髋关节来激活臀部肌肉。抬起脚，站到台阶上，你的臀部肌肉自然会处于拉伸状态。前倾身体，手臂尽量向前伸出，此时你会感觉到臀部肌肉的拉伸。在最大限度地伸展开时，或者说，达到你舒适范围内的最大伸展度时，你会慢慢地发现自己的身体回到了初始姿势。

重复这个拉伸和还原的交替动作，不宜像伸展体操或是瑜伽那样让身体一直保持某个动作，你应该始终是运动着的。这个动作的初衷就是循序渐进地让臀大肌处于一张一弛的运动状态，随着运动的强化而不断扩大伸展范围。

1. 向前抬起一只脚放在台阶上，另一只脚在身后作为支撑。
2. 前腿膝盖朝前脚趾方向伸展。避免有意识地控制膝盖活动，让膝盖在做动作时自如活动。（沃德告诉我，将膝盖至于脚面之上会限制活动。应该让膝盖随着脚和臀部做动作，这会让身体更自由、舒适。）
3. 在前腿膝盖弯曲时，牵引臀部朝台阶上脚的方向做拉伸。
4. 双臂与臀部保持水平，轻轻地向前方伸出，见图 3.3。当身体前倾时后脚跟会慢慢抬起，这属于正常现象。

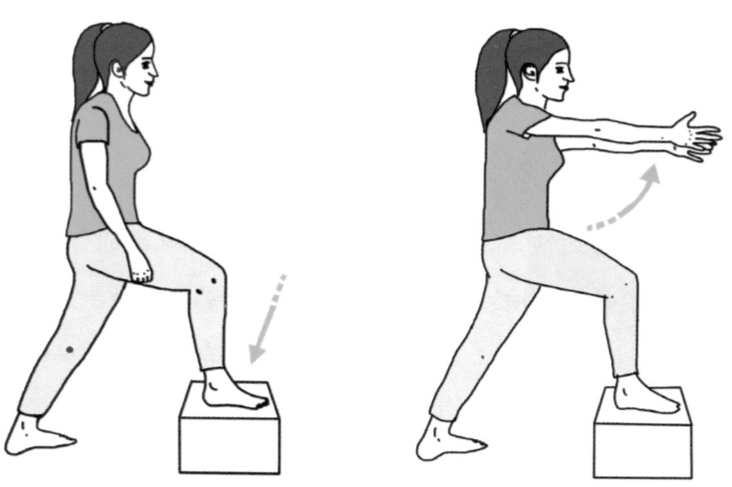

图 3.3 抬起一只脚放台阶上，双臂轻轻向前伸出

5. 当手前伸达到髋部的高度时，尽量向前伸展（当双手向前伸出时，身体会自然前屈），同时上身也沿着这根轴线尽可能向前伸展。
6. 如图 3.4，抬起一只脚放台阶上，双臂轻轻向前伸出，把重心放在前脚上，让臀部保持在前脚上方，同时手臂尽量向前伸出。
7. 当动作在舒适范围内时，就可以逐渐降低前腿膝盖的高度。
8. 如果可以的话，最好让指尖够到台阶（最理想的情况是超过台阶）。不要长时间保持这个姿势静止不动，应缓慢地前后运动，从直立到伸展再回到直立状态，循环往复。
9. 不断加大动作幅度，突破原有的舒适感边界。
10. 换另一条腿并重复上述动作。

动作调整：做该动作时仅仅单臂前伸。

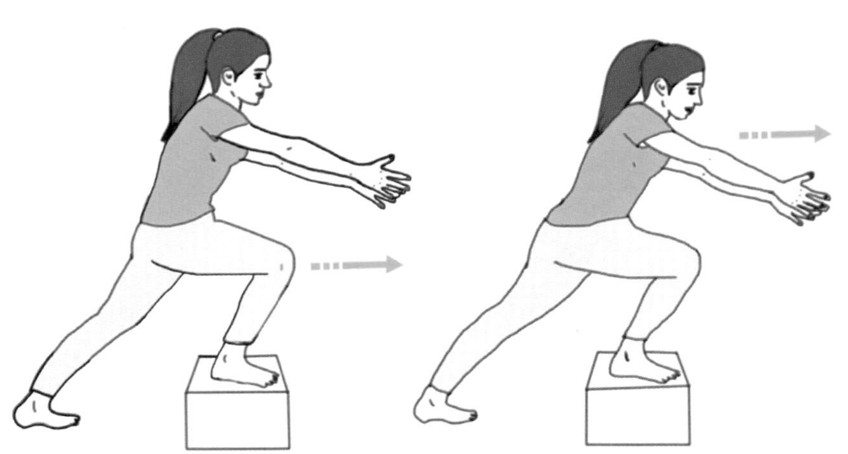

图 3.4　重心放在前脚上，臀部保持在前脚上方，同时手臂尽量向前伸出

跟我做，要领 2：髋关节内收、大腿内侧肌拉伸

这个动作以多种方式激活胯部和臀部肌肉。它不仅有屈伸动作，还有髋部的横向运动。因此它是一种全身运动，需要臀大肌及其他很多构成伸肌链的肌肉参与。

1. 站在一个台阶上。
2. 单腿站立在台阶上。
3. 在弯曲一只腿膝盖的同时，另一只脚像行屈膝礼似的朝这只腿的后方和侧面伸展，并使得脚趾接触到地板。
4. 弯曲重心所在的腿膝盖，在舒适的情况下尽可能地弯曲。（不要刻意把控膝盖的位置。）
5. 此时，开始下压伸直腿一侧的髋骨，并抬起直立腿一侧的髋骨。
6. 举起伸直腿一侧的手臂，尽可能地向上伸展。当到达舒适的边界位置时，注意伸展同侧的腹部肌肉。
7. 必须始终将重心落在站立腿上。在伸直腿的脚趾向后接触地板时，我们会不由自主地把部分重心转移到这条腿上。注意：这条腿的脚趾只是轻轻触及地板，而不是撑着。
8. 在舒适范围的边界点时，回正向前探出的身体，恢复站立姿势，并放下另一只手臂。
9. 让双脚轻松地站立在台阶上，再次重复上述动作，见图 3.5。
10. 换另一条腿，重复上述动作。

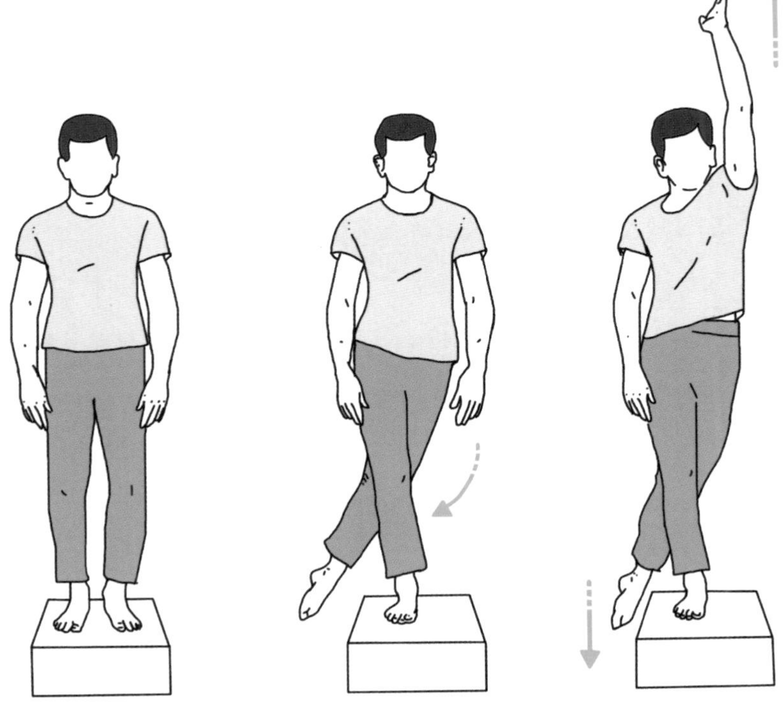

图 3.5　髋关节内收，大腿内侧肌拉伸

跟我做，要领 3：双脚画圆圈

髋部运动与脚的运动相互关联。健康的足部动作有赖于正确的胯部拉伸。这项练习有助于我们实现这个目标，见图 3.6。此外，我们还能识别运动中的“灰色地带”，也就是那些大脑不能做出的动作。只有打破这些“灰色地带”，我们才能开始重新打开处于睡眠状态的大脑通路。

1. 双脚并拢站立，想象自己站在一个大钟表盘中心。
2. 脚趾放松，用其中一条腿单腿站立。
3. 用另一只脚的脚趾轻轻敲击这个表盘的 12 点，并保持这只腿处于伸直状态（尽可能将腿伸远），同时，站立的腿向下弯。
4. 用拉伸腿的脚趾轻敲表盘，然后恢复初始姿势。
5. 重心的大部分应落在站立腿上，也就是站在表盘中心位置的腿。
6. 确保站立腿的脚和膝盖活动自如。

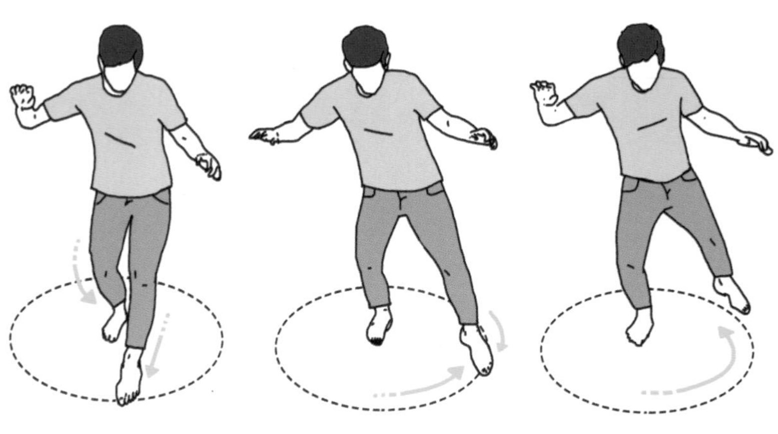

图 3.6　双脚画圈（1）

7. 伸直腿围绕表盘边缘进行连续运动，在这条腿一侧从前向后转动（如右腿为站立腿，则从 12 点位置沿逆时针方向从右到左转动左腿）。确保伸出腿的脚趾只是轻轻敲击地板，重心的大部分应在站立腿上。
8. 以右腿为站立腿，尽可能向 12 点位置伸长左腿（沿 12、11、10、9、8 的方向），转动到 7 点位置。重复上述动作五到十次。
9. 以左腿为站立腿，尽可能向 12 点位置伸长右腿（沿 12、1、2、3、4、5 的方向），一直转动到 5 点位置。重复上述动作五到十次。
10. 当站立腿的膝盖弯曲且另一只脚沿表盘边缘移动时，尽可能地活动髋臀部。
11. 当膝盖弯曲、髋部弯曲和足部绷直使臀部肌肉做出反应时，注意力自然集中在站立腿上。伸直腿的拉伸距离越远，臀部就越能被激活。

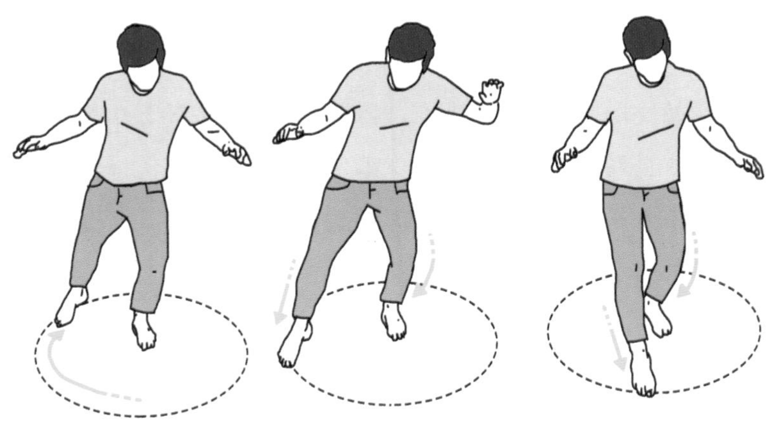

图 3.6　双脚画圈（2）

跟我做，要领 4：髋关节三维伸展

这个动作会让身体的所有关节逼迫臀部肌肉加入运动。前腿会感受到同侧髋臀部的拉伸，而后腿将会感受到髋臀部的收缩。双腿轮流进行，让两侧髋臀部肌肉都体验到全方位的运动。这个动作是为了让整个身体处于天然的垂直状态。

1. 双脚与臀部同宽分开站立。
2. 将一只脚尽可能地前伸（在个人舒适范围内）。后脚大脚趾和前脚大脚趾之间的初始距离为 50 厘米。
3. 脚趾放松。
4. 前腿膝盖弯曲，后脚跟抬离地面，确保后脚趾始终接触地面。
5. 重心应主要集中在前脚上。努力让骨盆前推并越过前脚的上方。
6. 上身应始终保持挺立。
7. 头脑里要始终记着：身体要向正前方移动，不要向下。这可不是健身房式的前弓步。
8. 保持后膝笔直，轻轻向外转动不得弯曲，同时保持后脚趾绷直。
9. 头部始终保持在胸部正上方，胸腔保持在骨盆正上方，骨盆保持在前脚的正上方，整个身体处于天然的垂直状态。如果背部下方产生压迫感，很可能是因为动作不到位。
10. 抬起双手，向上伸直。
11. 回到初始姿势。每条腿重复上述动作五到十次，见图 3.7。

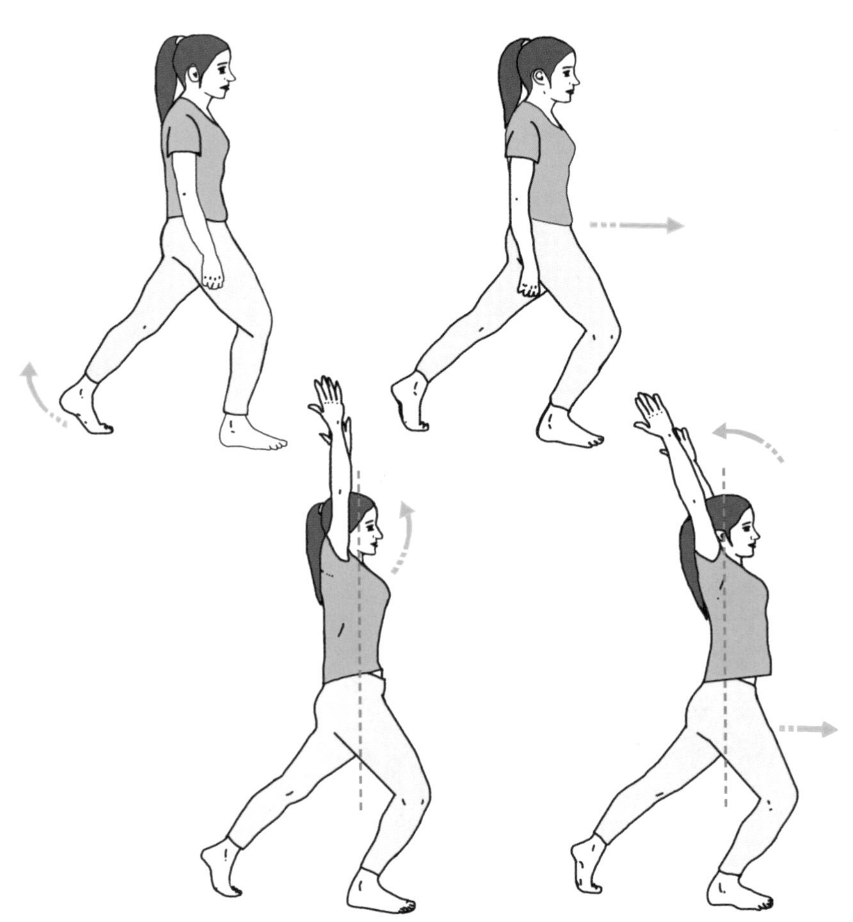

图 3.7　髋关节的三维伸展

我的“臀部唤醒”独门心法

我的建议是每天至少完成这 4 个动作中的一个。一旦你领会了动作的要领，自然就不会觉得难熬了。其实这些动作的任何一个都能在 1 分钟内完成。

更重要的是，它们不是健身房那种让你大汗淋漓的锻炼，你不需要更换专门的训练服，也不需要为健身安排专门的时间，你更不会累得气喘吁吁。

最关键的是，一定要时刻提醒你的身体：让髋臀部肌肉活动起来。毕竟这个锻炼几乎不需要我们投入任何额外的时间和精力。

每天早晨，我都会在煮咖啡的时候做这些锻炼，让身体为即将开始的新的一天做好准备。如果你能把这 4 个动作融合为一个 5 分钟的晨间快速运动，那么，你这一天后续的所有活动都将变得更有效率，并更好地与身体活动方式协调。

可以尝试每周至少完成 4 次全套动作。

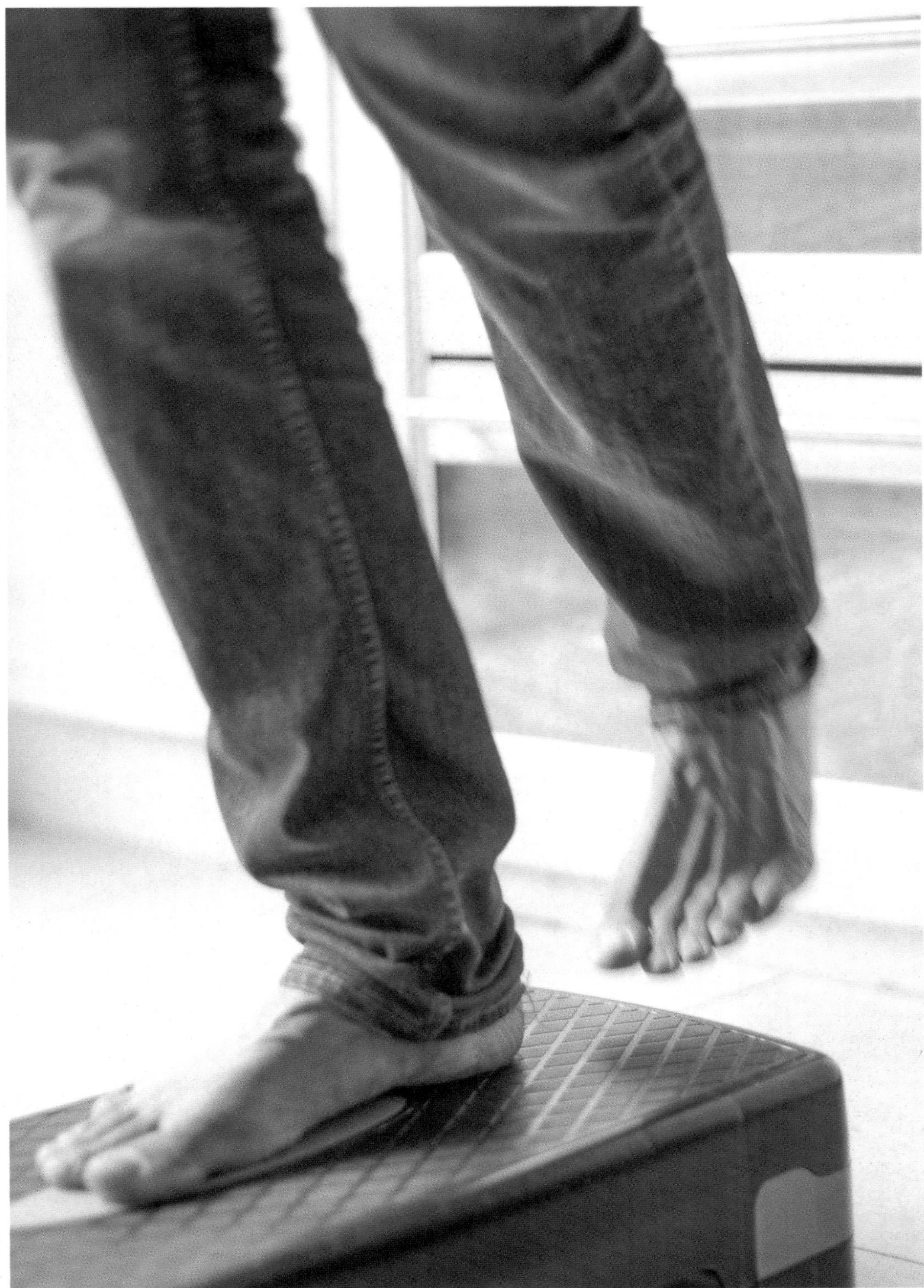

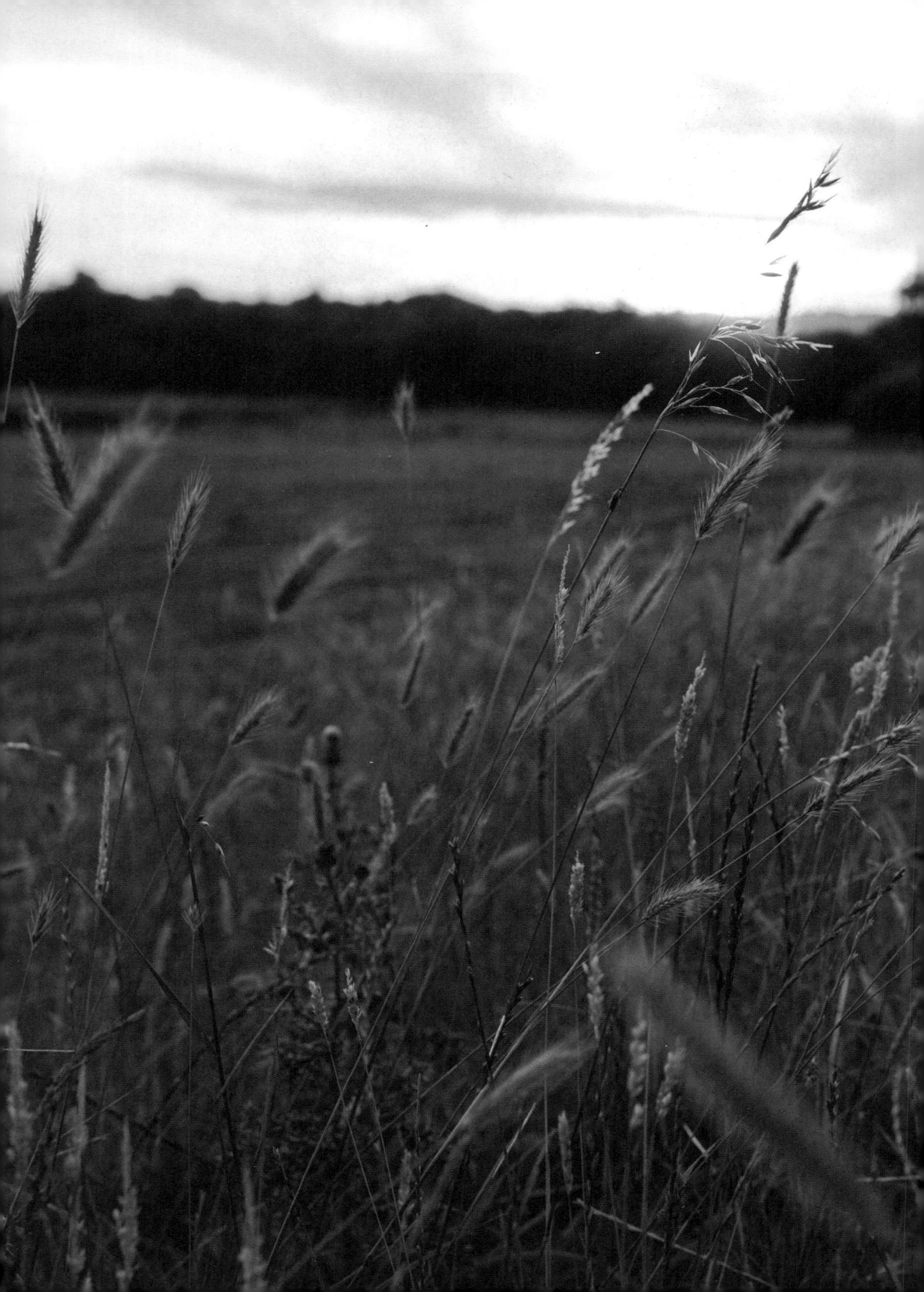

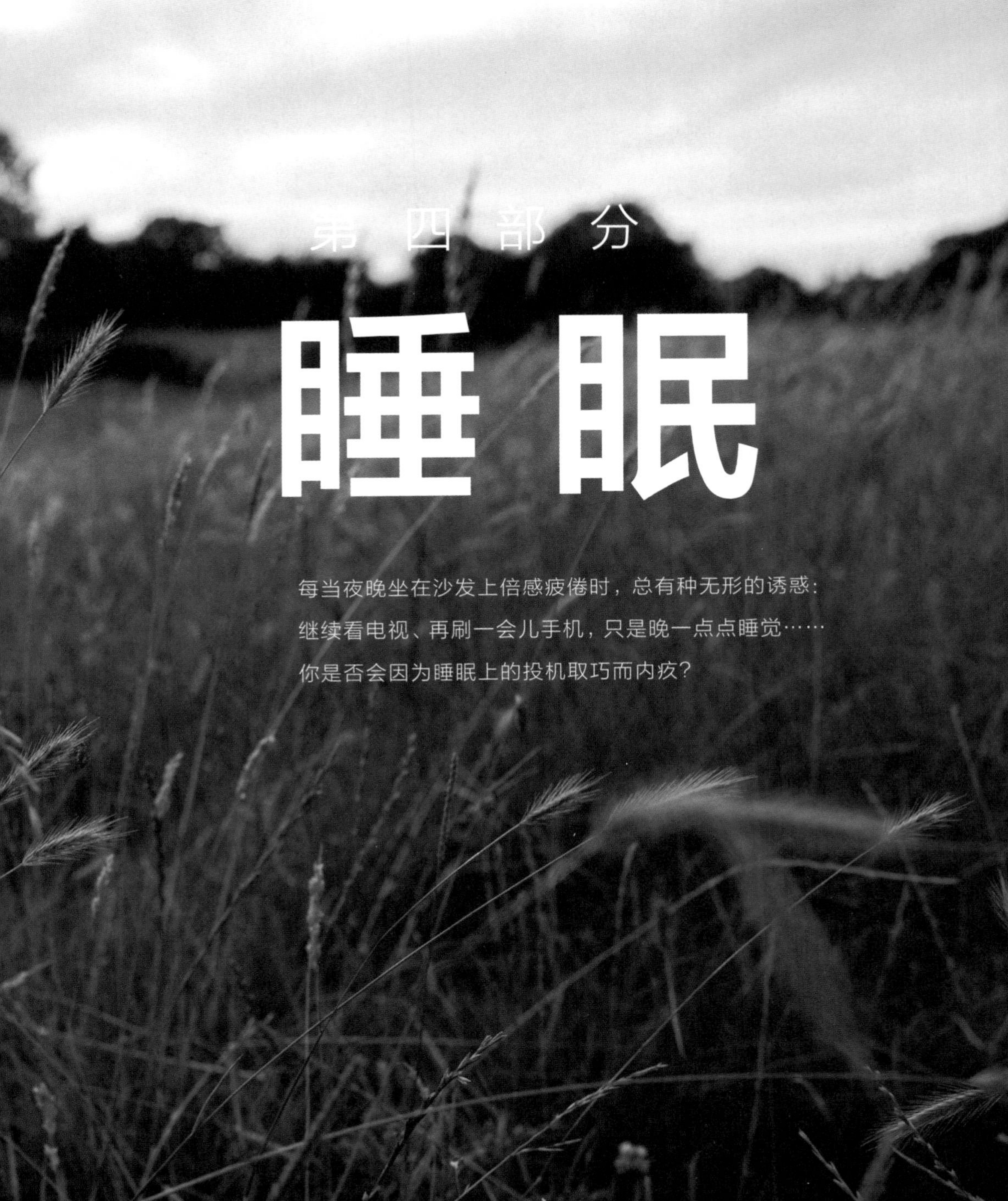

第四部分

睡眠

每当夜晚坐在沙发上倍感疲倦时，总有种无形的诱惑：
继续看电视、再刷一会儿手机，只是晚一点点睡觉……
你是否会因为睡眠上的投机取巧而内疚？

睡眠不足很危险，它经常会造成巨大的损失。如果我们在开车时昏昏欲睡，自然会让生命面临危险。最近，我曾到吉尔福德的一个专业医疗中心进行这方面的测试。在这里，实验对象在模拟器的相同路线上进行了三次驾驶试验：第一次驾驶测试在正常条件下进行；第二次是在实验对象摄入足够酒精并保持接近醉驾临界点的情况；最后一次是在实验对象睡眠仅为三个小时的情况下进行的。当睡眠时间受到限制，导致身体疲倦时，实验对象对危险路况的反应时间是 4 秒钟！这比他醉酒时的反应能力还要糟糕。

我那天看到的情景与南澳大利亚伊丽莎白女王医院 1997 年的一项经典研究不谋而合。研究人员得出的结论是："中等疲劳对人体功能的损害大于等于酒精中毒的损害。"这个结论令人极为担忧，但研究睡眠的专业人士认为，更危险的是，很多睡眠不足的人根本没有意识到这点。他们正处于极度疲劳状态，且身体功能正受到损害，却依旧觉得自己能把一切做好。

谁不会因为在睡眠上投机取巧而内疚呢？我的患者一直如此，我自己也是。每当夜晚我坐在沙发上感到疲倦时，总有种无形的诱惑让我

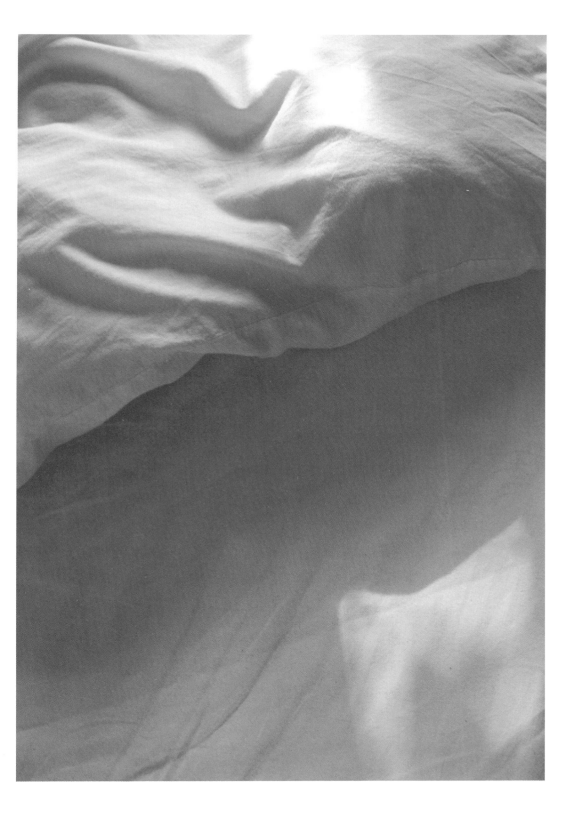

强撑下去，继续看电视或是随意地在网上冲浪，而不是自觉上床睡觉。你当然知道问题的症结，我也知道。但借由过去几年对睡眠的专业研究，我开始逐渐重视睡眠。毫不夸张地说，这些发现改变了我的生活。我开始变得更快乐、更强壮，也更敏锐，工作能力也得到了显著提高。

艾伦·雷茨查恩（Allan Rechtschaen）博士是一位富有传奇色彩的睡眠领域权威人士，他曾经在自己撰写的书中说：

> 睡眠没扮演绝对重要的角色，将会成为人类进化史中最大的错误。

我非常喜欢这句话，因为它不仅真实地体现出睡眠影响的广泛，也反映出睡眠固有的神秘感。今天，科学家依旧戏谑地解读睡眠过程中的某些特殊方面。在睡眠这个问题上，确实还有很多不为人知的神秘之处。

所有动物都要睡觉，失眠可能会带来非常严重的后果。被剥夺闭眼权利的老鼠会在 1 个月内死亡，而人类也最多只能保持清醒 11 天。在睡眠严重不足时，人们往往会产生幻觉，甚至会痉挛和昏厥。一生中，我们有 1/3 的时间都在睡觉，这个事实足以表明，睡眠对我们的身心健康有多么重要。获得充足、高质量的睡眠对我们的身心健康至关重要。

毋庸置疑，睡眠是人的核心生理功能，但在很多人的眼里却被当作是可有可无的事情。加利福尼亚州伯克利大学的迈特·沃克尔（Mat Walker）教授说：“无论是身体中的组织，还是大脑的每个思维过程，都因为睡眠充足而得到加强，而且有足够的证据表明，它们也会因睡眠不足而受到损伤。”

实现高质量睡眠的好处是多方面的。在睡眠期间，我们可以让自己的身体积极地自我修复。正如之前所提到的，细胞自噬是体内最重要的大扫除过程，而这项功能大部分是在睡眠中发生的。通过这个过程，我们的身体会清除细胞在日间积累起来的大量废物。人们发现，在我们睡觉时脑细胞的尺寸会收缩，脑神经细胞之间出现间隙，这样大脑就冲洗掉了清醒时刻所形成和积聚的废物。比如研究人员认为，在睡眠过程中，我们会清除掉堆积在阿尔茨海默病患者大脑中的 β-淀粉样蛋白。此外，睡眠还有利于促进新神经细胞的生成，从而帮助建立新的记忆。

我们在此前已经介绍了三个健康要素，归根到底，它们最终都会融入这个要素中，反之亦然。我们在美美地睡了个好觉后，第二天醒来感觉神清气爽，自然就更有可能做出更好的选择。我们会克制自己摄入含糖食物的欲望，感到精力充沛。这又意味着，我们不仅倾向于在身体上充满活力，而且还能进行冥想类的轻松性练习。这种行为模式具有自我强化的功能：当你的身体更活跃、摄入更多健康食物并更优先休息时，你的睡眠自然会更好。

良好的夜间睡眠可能带来的好处：

- 降低患 2 型糖尿病等慢性疾病的风险
- 降低患阿尔茨海默病的风险
- 提高选择健康食物的能力
- 降低超重的风险
- 增强自噬功能
- 提高学习能力
- 提升精力
- 缓解压力
- 改善记忆力
- 增强免疫力
- 提高注意力
- 延长寿命

睡眠不足依旧自在？这永远是个传说

我相信睡眠绝对是当今社会最被低估的健康要素。睡眠一直被视为可以选择的事情，是可做可不做的事情，是可以摆脱的事情。当我们需要更多、更好的睡眠时，我们甚至会觉得自己身体虚弱。但不睡觉对健康的影响可能是灾难性的。一个经不起推敲的事实是：我们可以在睡眠不足的情况下依旧舒适自在。在将废寝忘食视为美德的现代文化中，这只是一个被神化的传说，是一个永远都不能成为事实的传说。

缺少睡眠带来的伤害广泛且非常严重。众所周知，仅仅短期的睡眠不足也会让作为压力激素的皮质醇水平异常升高、血压上升，并损害人体的血糖调节功能。此外，睡眠不足还会激活交感神经系统，让我们心率加快、情绪紧张、炎症加重，并降低瘦素的水平。瘦素是一种能让我们在进食后有饱腹感的激素。

在这种情况下，身体将受到双重打击，因为在睡眠不足时，身体会分泌出更多的生长素释放肽（ghrelin），也叫“饥饿素”，这种激素会刺激饥饿感的产生。因此，在缺少睡眠的时候，一种激素会让我们减少饱腹感，而另一种激素则会让我们更加饥饿。所以，大家就越来越清楚：为什么那么多人要在坚持健康饮食和锻炼方面绞尽脑汁。反之亦然，我们会进一步认识到，在睡得好的情况下，为什么实现其他健康要素会变得更容易。

大量研究显示睡眠不足与肥胖症、2 型糖尿病存在关联性。有研究表明，如果连续四个晚上不睡觉，将引发明显的胰岛素抗性。而另一项研究则发现，焦虑和抑郁之类的疾病会紧随睡眠问题而来。在我们的代谢路径里，睡眠也同样扮演着重要角色，它不仅会影响我们的血糖控制方式，还会左右我们患感冒的频率以及炎症程度，甚至会侵害神经系统的工作方式。享有盛名的《自然》(*Nature*）杂志曾在2016年发表了一项开创性研究成果。这篇论文表明，长期睡眠不足会导致小鼠出现下面的可逆性变化：

- 瘦素水平的升高
- 炎症恶化
- 胰岛素抗性增强
- 肠通透性（肠漏）提高
- 体内脂肪含量增加

研究人员认为，睡眠不足也会导致人体出现类似变化。

今日睡眠债，明天睡再多也还不了

不幸的是，周日早晨睡个懒觉根本就补救不了日常的睡眠不足。研究表明，我们之前累积起来的“睡眠债务”，并不能通过增加以后的额外睡眠时间来偿还。专门对轻度慢性睡眠不足引发的典型性功能障碍进行的研究证明，事实上性功能障碍已成为目前一种普遍性问题。这项研究显示，即使经过三天的全面恢复，睡眠不足对性功能障碍的损害依旧不能完全消除。睡眠不足引发的后果可能有：

- 工作能力下降
- 超重风险增加
- 认知能力下降
- 患2型糖尿病的风险增大
- 患精神疾病的概率增加
- 发生道路交通事故的概率增加

“良好睡眠”长啥样？我的睡眠打几分？

我认为“良好睡眠”的定义绝不是一个简单的数据。我更不知道多少睡眠时间对你才算合适。因为这不仅仅是一个时间衡量上的问题，它还关乎质量方面。为了对患者睡眠的健康状况进行评估，我专门设计了一个称为“打分表”的图表。打分表由三个非常简单的问题构成，针对这些问题给自己打分，即可了解自己的睡眠健康状况。

- 醒来时的精神状况是体现整体健康状况的综合标准。
- 每天早晨在没有闹钟叫醒的情况下能准时起床，提前或推迟不超过 30 分钟，这是一个表明我们体内固有生物钟运转良好的绝佳标志。（有些人可能会觉得这很难，因为家里的孩子或宠物总将你吵醒，如果这样请直接回答其他两个问题，并按最高分为 4 分给自己打分。）
- 如果你上床试着入眠，但在 30 分钟后依旧不能睡着，这表明你的生活方式中有某些方面可能影响了身体的自然睡眠能力。

按上述三个方面给自己打分，每个方面的最低得分为 0，最高得分为 2，见表 4.1。如果总分为 0 就表明你的睡眠质量过低；如果总分为 6 则表明你的睡眠质量很高。只要总分低于 6 就表明你需要一份改善睡眠的健康方案，它会让你受益颇多。

在评估了自己的睡眠状况并意识到睡眠不足的危害后，有些人可能会惶恐不安，但真没这个必要。在 20 多年的从业经历中，我发现大多数睡眠问题都与我们的生活方式息息相关。因此，我们把睡眠作为健康要素就是为帮助你找出那些不良生活方式，并切实有效地改变它们。

我的很多患者发现，一般采用下列五种睡眠方案中的任意三种就足够了。因为对很多人来说这五种方案都采纳是不现实的。我希望你们能找到适合自己的最佳睡眠时间，确保日常的最低睡眠时间。在阅读“睡眠”这个章节时，我们可以试着考虑哪些健康方案能立即运用到生活中。通过实践我认识到第三项措施“按时上床睡觉”特别重要。它强调的是在上床之前自动静下心，最好能像婴儿那样快速入睡。

表 4.1　给我们的睡眠打分

是否精神焕发?	是否需要闹钟?	能否快速入睡?	合计
你在醒来后会感到精神焕发吗?	在没闹钟的情况下，你能每天准时醒来吗（前后误差在 30 分钟内）?	你能在上床后的 30 分钟内入睡吗?	
…………	…………	…………	…………

评分标准　0：从不或很少　1：偶尔　2：经常

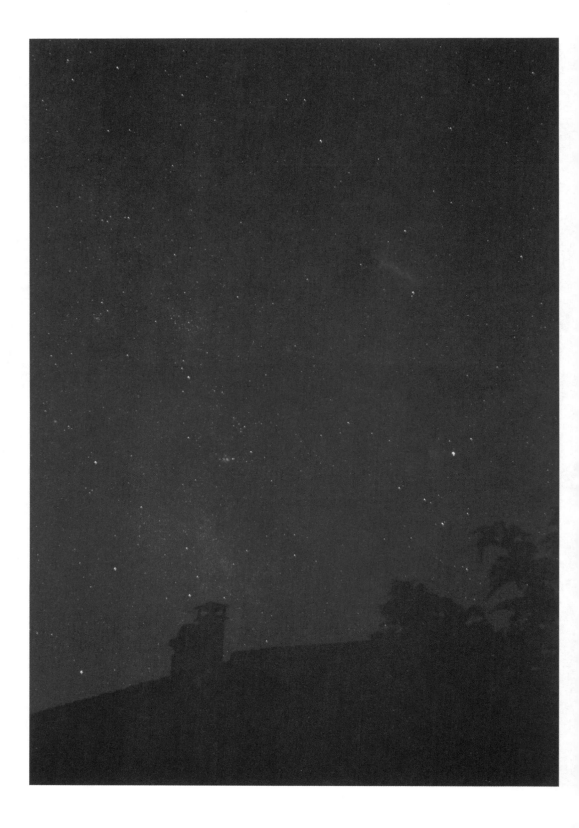

第16章

夜间光线“零容忍”，睡眠质量显著改善

尽量让你的卧室保持完全黑暗的状态，不要让电视或其他电子设备破坏这份安宁。

我认为最简单的睡眠技巧之一就是确保睡眠环境的绝对黑暗状态。黑暗会向身体发出一个信号，告诉我们休息时间到了。黑暗会刺激褪黑激素的分泌，这种激素的主要功能就是助眠。喜欢露营的人往往告诉你他们的睡眠非常好，这是为什么呢？因为在大自然的昼夜循环中他们会突然间被夜色笼罩，于是花点时间点起一堆有着橘黄色光的奇妙篝火。然后呢？就是无边的黑暗。

在过去几年中，我逐渐发现一种趋势：旅馆房间出现了越来越多在夜间不熄灭的光源，比如空调控制器、液晶电视、电子闹钟和蓝色的夜灯等。随着技术的进步，不熄灭光源的数量也在增加。我们在有如此多光源的环境下很难入睡。这些光线让我缺乏安全感，甚至感到自己的隐私被侵犯。因此，我养成了在入住酒店时睡前拔掉所有电源的习惯，如果确实做不到这点，我就会给所有光源贴上黑色胶带。我的一些患者

也经常入住酒店，他们告诉我，在采取了对夜间光线零容忍的做法后，他们的睡眠质量有了显著改善。这种针对酒店房间的做法当然也适用于自己的房间。我的很多患者已经发现，电子闹钟在夜间发出的光线不仅会影响他们入眠初期的状态，甚至会导致他们在夜间醒来时无法再次入睡。此外，路灯造成的光污染已成为一种普遍现象，这也是我强烈建议安装遮光百叶窗或超厚窗帘的原因。

我们如果要理解为什么控制卧室的光线水平至关重要，得先追溯到几千年前的人类社会，回到人体这部机器还处于进化中的远古时代。地球上的所有生物都是依赖太阳而进化的，人类也不例外。正如我们看到的，人类身体的运转就像一曲周期性的复杂交响乐。从免疫系统功能、肠道功能、肌肉力量到激素，我们体内的所有系统每天保持着周而复始、循环往复的节奏。

在“circadiem”[①]这个单词中，“Circa”在拉丁语中的意思是“周转”，“diem”[②]的意思是“日”。控制和保持这些生物钟节奏的是大脑中最主要的生物钟——视交叉上核（SCN）。我们身体的所有机能都受视交叉上核影响，但奇怪的是，如果没有外界提示，这个时钟系统就不能以24小时为周期精确运行。而保障我们生物钟系统按时准确运行的基础就是明暗周期，正是利用外部世界的提示，生物钟才能按预定时间进行持续性调整。

这就是我们对光线变化如此敏感的原因，也是明暗周期的混乱给人体造成严重后果的原因。一旦明暗光线失衡，人体生物钟也会随之紊乱。这个生物钟会提前或延迟，导致身体其他很多方面周期性失调。然而，

① 生理节奏时钟。——译者注
② 有时候也写作“dian”。——译者注

视交叉上核（Suprachiasmatic Nucleus，SCN）

- 视交叉上核是人体内部时钟最主要的调节者
- 视交叉上核位于大脑中的下丘脑处
- 视交叉上核调节人体的其他所有时钟，从而同步人体机能

在当今社会，早晨光线暗淡的环境越来越普遍，而夜晚光线强烈的场合也越来越多。

罗素·福斯特（Russell Foster）教授来自牛津大学的睡眠与昼夜节律神经科学研究所（Sleep and Circadian Neuroscience Institute），他是英国该领域最知名的研究者之一。他把人类称为“至高无上的物种”，因为我们认为人类通过数百万年的进化历程，才最终在身体中形成这些生理节奏。我非常喜欢这句话，因为它一语中的。我们都以为自己能在人造光下熬夜，同时不会有损健康。但我们忘记了灯光对人体机能的超常效应。光是一种药物，它能在分子层面上改变人体结构，并且会改变某些基因的表现方式。但是大多数人根本意识不到我们对光有多么敏感。

一项研究表明，就算我们闭上眼睛，同时在膝盖后面放有一支点燃的火炬，我们的生物钟依旧会被影响。尽管有些科学家对这项研究的重复性及确切意义存疑，但它无疑支撑了一种为人广泛接受的观点：即便眼睛没有参与其中，人体中可能存在的一种对光线敏感的生理机能仍在发挥作用。无论如何，即使紧闭双眼，光线依然可以透过我们的眼睑。

人造光线：现代生活方式的负面影响

在日落后依旧暴露于强光下，这已成为现代社会的一种普遍现象。这个现象要追溯到大约 100 年前路灯的发明，但在近 10 年中，电子设备的兴起让这个情况愈演愈烈，很多人甚至已经习惯在这种“光明”的陪伴下入睡。当然，暴露在人造光线下是不可避免的，也是不可或缺的。我们能做的就是最小化灯火辉煌的现代生活方式带来的负面影响。

琥珀色眼镜，有效削弱电子屏蓝光

在睡前的一两个小时内，看智能手机或平板电脑是最不明智的。信不信由你，这些电子设备发出的光线与早晨太阳光线的波长相同。当我们只看了会手机时，这种被称作“蓝灯”的光就会让身体误以为新的一天到来了。这意味着你正向大脑发出一个信号：这不是睡觉时间。当蓝光照射到视网膜背面时，信号就被传送到了你的松果体[①]，并告诉它不要再分泌助眠激素——褪黑素。我们知道哪怕只是扫到手机屏幕的光，都会影响褪黑素的分泌。

为减弱这种危害，我给自己的 iPhone 安装了一个名为 flux 的应用程序，这款程序可以削弱电子屏幕发出的蓝光。这个软件也适用于 Mac、Windows 和 Android 等操作系统。此外，还有一款专门适用于安卓操作系统并具有类似功能的手机应用程序，名为 Twilight。目前，苹果以及大部分安卓手机都推出了各自的夜间模式，夜间模式可以控制手

① 大脑内的一个感光器官和重要的时钟功能区。——译者注

机屏幕的光线强度和光线频率。这样一来，无须使用专门的应用程序也可削弱手机蓝光。虽然最好的办法是杜绝使用手机，但这还是使那些离不开电子设备的人向前迈进了一步。

如果你确实需要在深夜看电子设备，那么我建议你购买一副琥珀色眼镜。琥珀色的镜片有助于削弱电子设备屏幕发出的蓝光。有患者反映在佩戴这种眼镜一小时后，变得非常困倦。这足以说明暴露在蓝光辐射下对我们的影响有多大。琥珀色眼镜往往比应用程序更有效。

在家时，我和妻子试着制定了一条规则：除非有特殊情况，否则必须在晚上 8：30 关掉手机和笔记本电脑，并且不得把它们带入卧室。我可以想象到一旦将手机带到卧室，自己就会不自觉地查看社交媒体，接着以异常清晰的脉络思考刚看到的新闻报道，或是让屏幕的光晕在脑海中闪烁。那么我们能否始终遵守这项规则？实话实说，做不到。但每当做到时，我们都感觉自己大不一样了。

看电视太久，心血管疾病和死亡找上门

电视也存在电子设备的弊端。很多人喜欢在晚上看电视。遗憾的是，经科学证实看电视的时长与心血管疾病的致死率呈正相关。简而言之，你看电视的时间越长，因心血管疾病而死亡的风险就越大。

休闲时间久坐不动等，已经有颇多理论对其进行了解释。但我急切地想知道在明亮环境下入睡对人们的影响。它是否扰乱了人体的生理节律？光线和生物钟的功能之一就是向人体发出信号：吃饭时间到了。有个好消息是：当你按“饮食”要素限制进食时间时，会不自觉地减少卡路里的摄入量；你只有在调节身体状态并渴望食物时才进食，从而让

人体保持规律的运行状态。此外，假设你在白天进餐，那么限制进食时间还能让昼夜节律恢复正常并改善睡眠。

因此，我建议干脆把电视机搬出卧室。如果一定要在晚上看电视，那么也至少要在睡前 30 分钟关掉电视。（如果把时间增加到 90 分钟就再好不过了，但我知道这对很多人来说很难。）

如果你已经坐在电视机前，那么好好想想你正在看什么节目。你观看的节目可能充满了悲伤、痛苦和焦虑，这些是你在睡前想录入大脑的素材吗？一部令人心情愉悦的电影、轻松的喜剧或是旅行纪录片会不会更可取、更让人心平气和呢？

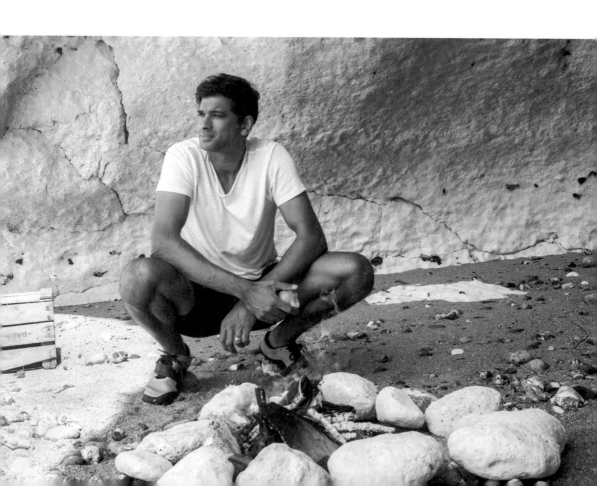

红色小夜灯：不影响孩子，还能多睡一小时

现在，你已经拥有了一个完全黑暗的睡眠环境。电子设备已被彻底隔绝，卧室里的电视也放着不用。你还在卧室安装了遮光百叶窗或是特选的超厚窗帘，光线已被全方位隔离。但如果你要在晚上起床，该怎么办呢？这种情况肯定会出现，而且你的孩子也可能需要夜灯。那么你应该考虑用红色的夜灯，因为红色光线的波长对人体生物钟影响最小。

这方面的经历改变了我的生活。我的孩子他们每天很早就睡，然后早早地起床，我也习惯了这一点。他们一直喜欢开夜灯睡觉，所以我们之前就在卧室外面的走廊上安过一盏昏暗的白灯。但是在看了有关红光的研究后，我为他们的卧室换了红色夜灯。这个调整让他们的睡眠时间立竿见影地延长了一个小时。

34 岁疲惫不堪伊莎贝尔，不玩手机就睡得特香

我的很多患者都通过调整照明方式改变了生活。我最近接待了 34 岁的伊莎贝尔，她一直为疲乏不堪所困扰。伊莎贝尔没有任何健康问题，只是觉得精力不足。在深入地研究了她的生活后，一个事实很快就浮出了水面：失眠已成了她生活中的头号问题。她之前尝试过各种方法，包括服用非处方的睡眠辅助剂，甚至药性更大的安眠药。在聊天过程中，我了解到她每天在关灯睡觉前要足足看 90 分钟的手机。

我对伊莎贝尔说："这就和你盯了会太阳又闭上眼睛睡觉一样，它在给身体发出保持清醒的信号。"虽然我一直尽力相劝，但始终无法让她放下手机。最终，伊莎贝尔给自己配了一副琥珀色的眼镜。

她的睡眠立马得到了改善。几周之后，伊莎贝尔又找到了我，对我的建议深信不疑，而且她确实开始在睡觉前 90 分钟关掉所有电子设备。她现在每晚 7：30 戴上琥珀色眼镜，屏蔽夜间所有蓝光。到了晚上 9：30，她就会关掉所有电子设备的屏幕。11 点左右，伊莎贝尔准时入睡。这一切给她带来了哪些变化呢？她就像换了一个人，而这一切都归功于睡眠质量的改善。现在她挑选更健康的食物，自身情绪也更愉悦，锻炼时间也延长了。

伊莎贝尔这个典型案例让我们认识到，如何通过提升某个健康要素来改善其他健康要素。我们为改善她的失眠采取的措施，在伊莎贝尔身上触发了一系列积极反应，反过来，这又进一步提高了她的精力。她变得活力十足，开始享受新鲜空气和生活。这让我们意识到，简单持续地调整生活方式会带来怎样不可思议的改变。

我的安睡生活小窍门

挑选适当尺寸的超厚窗帘，当然，最理想的情况是使用遮光百叶窗

移除卧室里的所有屏幕（包括笔记本电脑、智能手机和电视）

给自己购置一个老式闹钟

确保所有落地窗帘在夜间都遮光，并且能完全拉上。
不然光线完全可以从房子的其他缝隙轻松钻入卧室

把充电器放在其他房间，千万不要把手机带到卧室

给自己购买一副琥珀色眼镜，最大限度地削弱蓝光

在夜晚使用红色夜灯

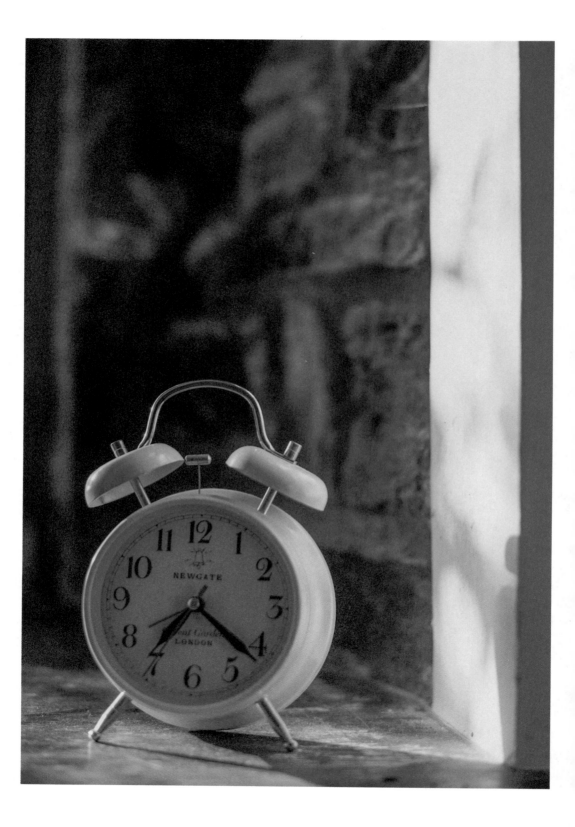
NEWGATE
LONDON

第 17 章

沐浴晨光，身心体验“早起的奇迹”

每天早上至少花 20 分钟进行户外活动（不要戴太阳镜）。

通过有意识地改变生活方式，我们就能在无意间改变自己的生理机能。在任何既定的时间点，我们的身体都会有无数复杂而重要的过程在启动、停止和运行，其中的很多过程都需要外部信号告诉它们应在何时开始、如何运行。我们刚刚提到，通过有意识地管理睡眠环境的黑暗程度，可以触发大量无意识的催眠过程。但和我们需管理夜间睡眠的光线一样，我们同样应控制早晨的光线强度。

从起床那刻起，我们能为睡眠做出的最好努力，就是走到户外享受自然阳光。每天早晨沐浴阳光是进化带给我们最宝贵的财富。在白天体会到幸福固然重要，享受夜间的优质睡眠也必不可少。在过去两年中，我发现被我说服的部分患者甚至穿着羊毛衫在花园里喝早茶。（当然我还要关心母亲的健康，她几乎全盘接受我对她提出的有关生活方式的建议，但事实证明，这对她而言确实是个挑战。）

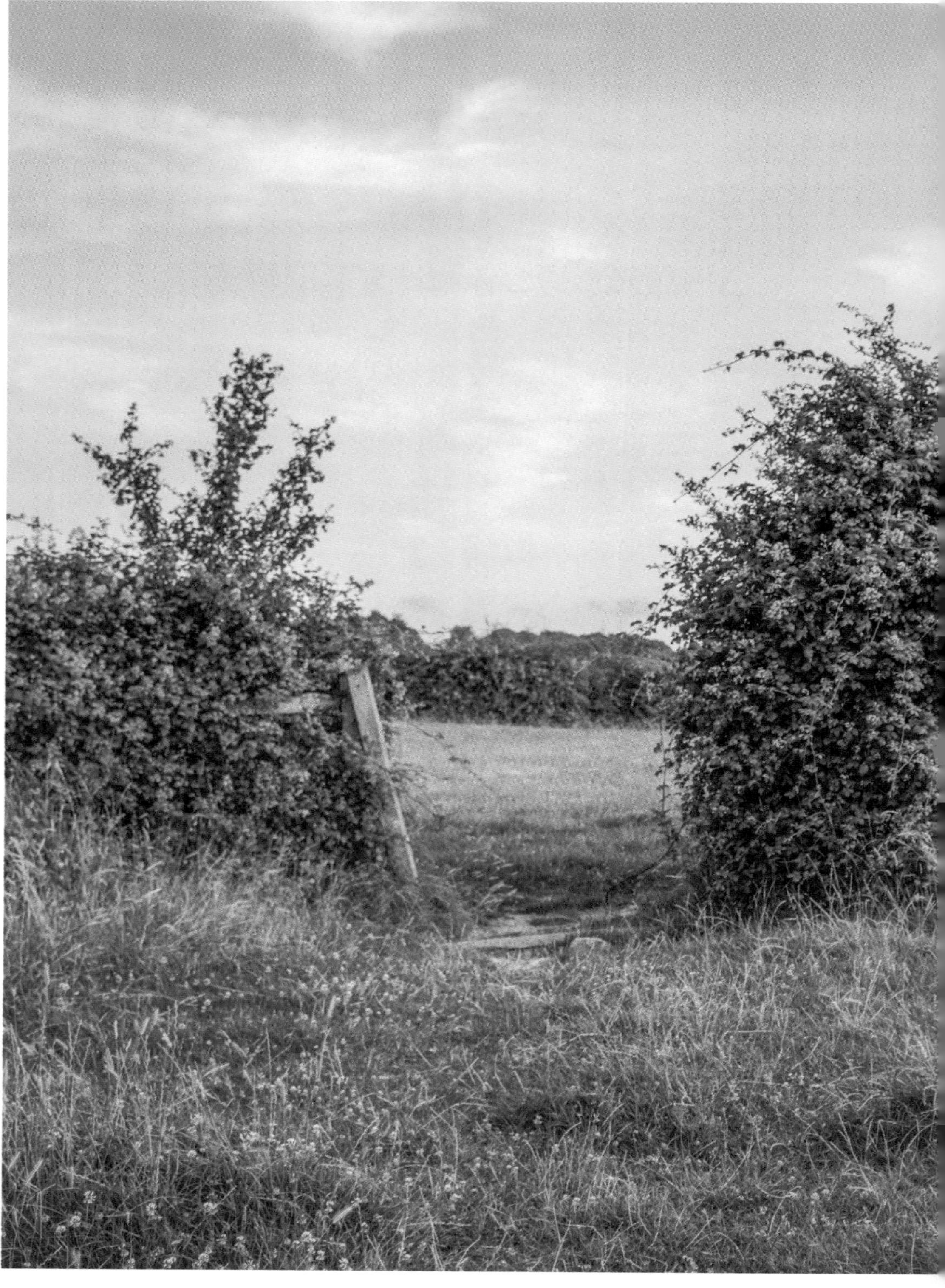

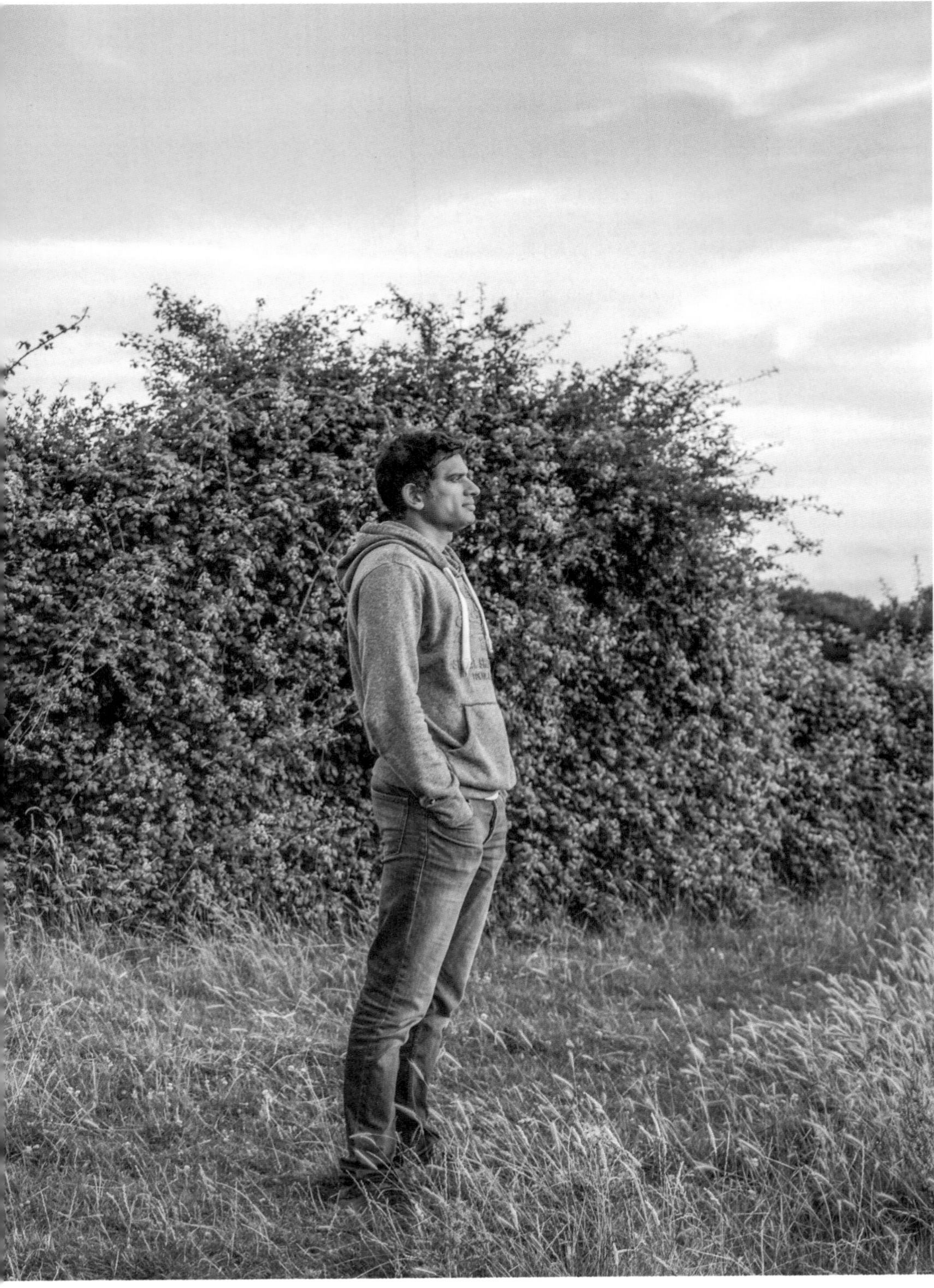

当你向窗外望去，看着英格兰阴沉灰暗的天空，你也许会怀疑这些建议的意义。但天气并不重要，即使是乌云密布的天气，我们在户外接受的光照量依旧远远超过室内的光照量。

光照量的数量单位以勒克斯（lux）来表示。在晴朗的好天气，充足的阳光可提供约 30 000 勒克斯的光照量；阴天时，在户外也可获得大约 10 000 勒克斯的光照量。即便是在光线明亮的室内房间，我们所能获得的光照量仍不超过 500 勒克斯。在我们的眼睛中，视网膜感光系统对短波长的蓝绿色光线最为敏感。在自然界中，只有在早晨我们才能获得这种光线的照射。这些光学信息传递到我们的中央生物钟，或者说视交叉上核神经，后者通过神经系统对人体的全部外围生物钟及规律进行统一协调。

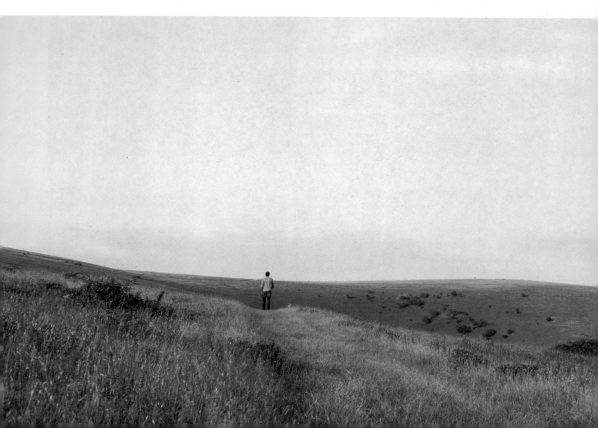

最大和最小曝光量的差异对我们设定生物钟规律有至关重要的作用。如果我们醒来后在家里吃早餐，并乘坐密闭交通工具上下班，然后在建筑物内待上一整天，那么你的一天基本就是在室内度过的。也就是说，我们的身体始终都没直接暴露在自然光下。在这种情况下，我们获得的光照量可能不会超过 500 勒克斯。毫无疑问，这会对我们身体内部的生物节奏造成巨大的破坏。

如果能在一天中的正确时间点获得合适的光照量，这将给整个身体带来神奇的效果。在 2014 年的一项研究中，科研人员为研究对象提供了一款特殊手表，这款手表可以测量出人体接受到的光照量以及身体的活动水平。研究发现，接受更多晨光照射的人，其体重指数相对较低。与此同时，另一项从 2016 年开始的研究，对近 30 000 名妇女

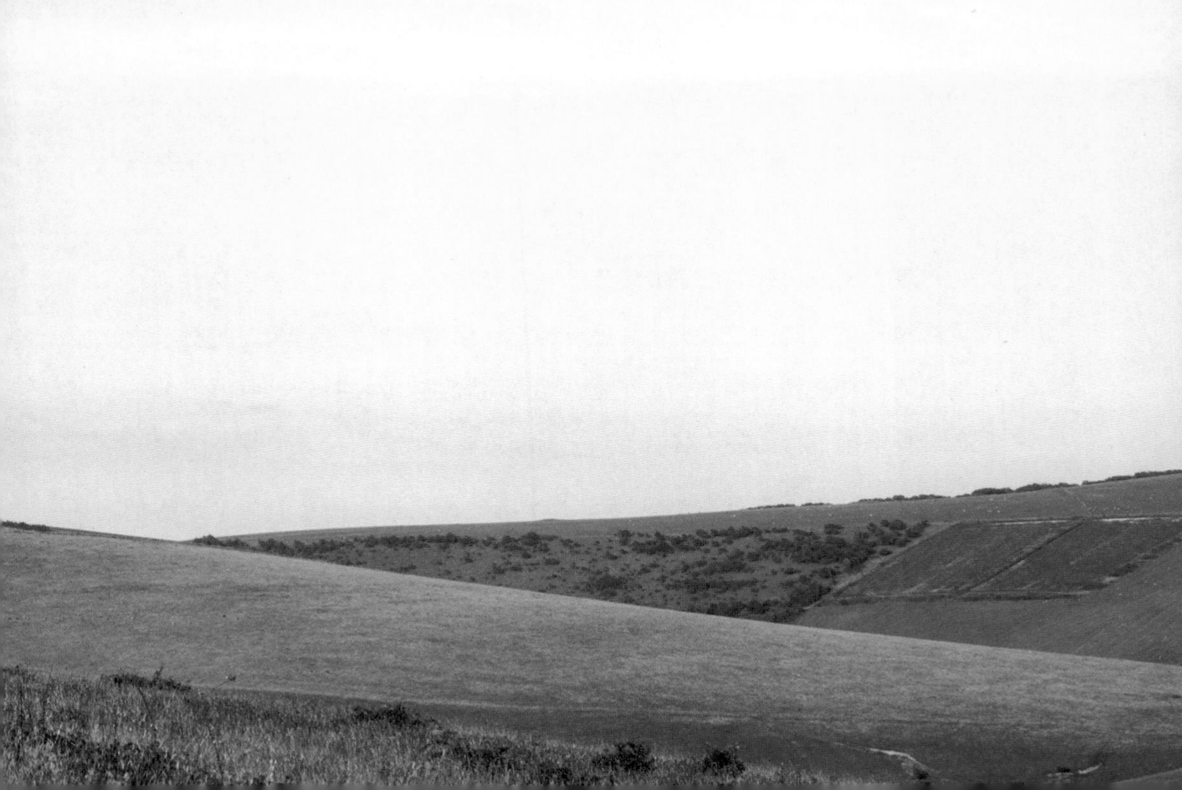

的健康习惯进行了跟踪调查。通过对大量接受阳光照射的吸烟者与较少接受阳光照射的非吸烟者进行比较，研究发现这两个群体的死亡风险相同。因此，这篇论文的主要作者得出这样的结论，“无论是吸烟者还是非吸烟者，缺乏日照所带来的健康风险相同”。

这只是一项观察性研究，因此，在现阶段我们还很难找出日照与健康之间的因果关系。但我坚信，这些有趣的发现值得我们进一步研究，它迟早会为我们重视日照提供依据。

20 分钟早间户外：工作高效，焦虑缓解

这些做法还有另一个益处：每天早晨在户外活动 20 分钟，我们更能直接地享受大自然的怀抱。我认为目前的社会正陷入自然缺损症的困扰中。几乎可以肯定，户外活动与心理健康状况的改善相辅相成。同样能确定的是，随着城市化趋势愈加明显，我们的健康状况将不断恶化。尽管这种逆向关联产生的原因是多种多样的，但世界卫生组织表示，全球城市化运动正在带来严重的负面影响。不容置疑的是，在健身房毫无生气的人造光下锻炼，显然不如在大自然中锻炼有效。

澳大利亚科研人员研究发现，经常参与户外运动的人群的体内血清素含量较高，这种激素被认为是一种与快乐情绪相关的激素。此外，血清素还有助于缓解身体的疲劳感。我们可能在户外进行长时间的锻炼，在这种情况下我们并不容易感到无聊和疲惫。

当然，在大自然中锻炼还可以缓解焦虑，让我们暂时放下烦心的事情。不过我们不可能每天处于自然环境中，或许是因为附近没有公园，或许是因为时间有限。但大多数人都有置身户外的机会，比如说，在公

交车站等车的时候，我们可以看着绿树，聆听鸟儿的叫声，欣赏风中摇曳的树枝。

我有一个听起来稍显疯狂的想法：所有公司都应考虑为员工提供规律的短暂休息时间。我们的健身方法存在的最大问题，就是过度地关注身体上的病痛而不是生活的幸福感。我们优先考虑的是运用医疗被动地治疗疾病，而不是主动地去追求幸福。我坚信如果雇主能认真思考这个问题，这必将改善员工的生产效率。还记得在诊所上班时，我总会在上午外出散步，这就是我工作休息的方式。

它让我得到了更多急需的“自我”时间，并帮助我完成了每日10 000步的步行目标。它还让我有机会直接沐浴自然光，让我的头脑得以摆脱纷扰，恢复冷静。这样一来，在回到工作岗位时，我将会有更高的效率和更好的状态，而且在晚上睡得更香甜。仅仅一个看似微不足道的改变，就让我达成了四个健康要素中的三个要素。

获得更多自然光照射的另一个技巧，就是避免在早上戴太阳镜。我们当然希望目之所及都是自然光（甚至是日光），但我的很多患者需要值夜班，对他们来说用太阳镜控制光线照射可能非常有效。我经常建议这些患者，在夜间工作的时候最好使用强光灯，以帮助他们保持清醒，但在临近下班时应隔绝光线照射，并在回家路上佩戴太阳镜。我真希望在十年前就明白这个道理，那时我还是一名初级医生，经常需要值夜班。在连续值夜班的那七天里，我难以在白天入睡。因此，还没到周末我便崩溃了，内心充满了压抑。我经常在想，如果在那个时候我就能运用昼夜节律生物钟调节自己，情况会不会有所不同？

现在，我已养成每天早上到花园运动的习惯。显然，阳光充足的夏天比寒冷刺骨的冬天更令人愉悦。但即便在最寒冷的日子里，我也只穿一件厚夹克，坐在花园里享受一杯热气腾腾的咖啡，此外我还试着在早晨抽出20分钟散步。

我最近碰见了退休的公交车司机巴里，多年来，他一直为睡眠问题所困扰。他的情况确实令人费解，每天晚上他都要和妻子一起看电视，但通常在晚上9：30之前就关掉电视，然后借着昏暗的灯光，在床上读半小时左右的书，最后躺下睡觉。尽管他养成了很好的睡眠习惯，但自从退休以来，巴里的睡眠质量却在不断下降。他发现自己很难入睡，而且醒来时完全感觉不到精神焕发。不过问题的根源很快就被找到了，原来他大部分时间都待在室内。他一生中的大部分工作都是在开车，公交车的大窗户可以让他暴露在充足的日光下。而如今，在大部分的退休时间里，他都在车库修补他心爱的电动车。

他不想过多劳累，因为睡眠不足已经让他疲惫乏力。但我还是说服他每天早晨到户外步行30分钟。我们确定的路线是从他家到15分钟路程的新闻通讯社这段路，巴里可以顺便在那里买一份当天的报纸。这就确保了他每天有一定时间的自然光照射。在随后两周的面谈中，他说自己的睡眠时间得到了明显增加，醒来时也感到更加神清气爽。此外，他也非常享受晨间散步，甚至开始每天下午到附近的公园散步。

这个健康方案的最大优点，就是你可以将它与其他方案结合使用。如果你利用户外这段时间同时进行日常锻炼，就相当于同时完成了“运动”这个健康要素。此外，我们还可以从“休息”要素中形成“自我”时间，并更容易达成每天步行10 000步的目标。不管你是否把它与其他健康方案相结合，只要你把日光沐浴放在优先考虑的位置，那么我敢保证，你很快就能感受到一种美妙的变化。

我的 7 个拥抱清晨小妙招

选择两三个最适合自己的方法：

在花园里或是坐在窗边享受你的早茶或咖啡

自己步行去购买报纸，而不要让人把它送上门

如果你一定得在早上开车，
那么请在离目的地有 10 分钟步行距离的地点下车，步行走完剩余的路程

从距离目的地 800 米左右的地点下车，步行走完剩余距离

如果在早晨外出购物，尽量在远离超市入口的地方停车

可以考虑养一只狗，每天早晨牵着小狗外出散步

可以尝试在上午通过外出散步放松

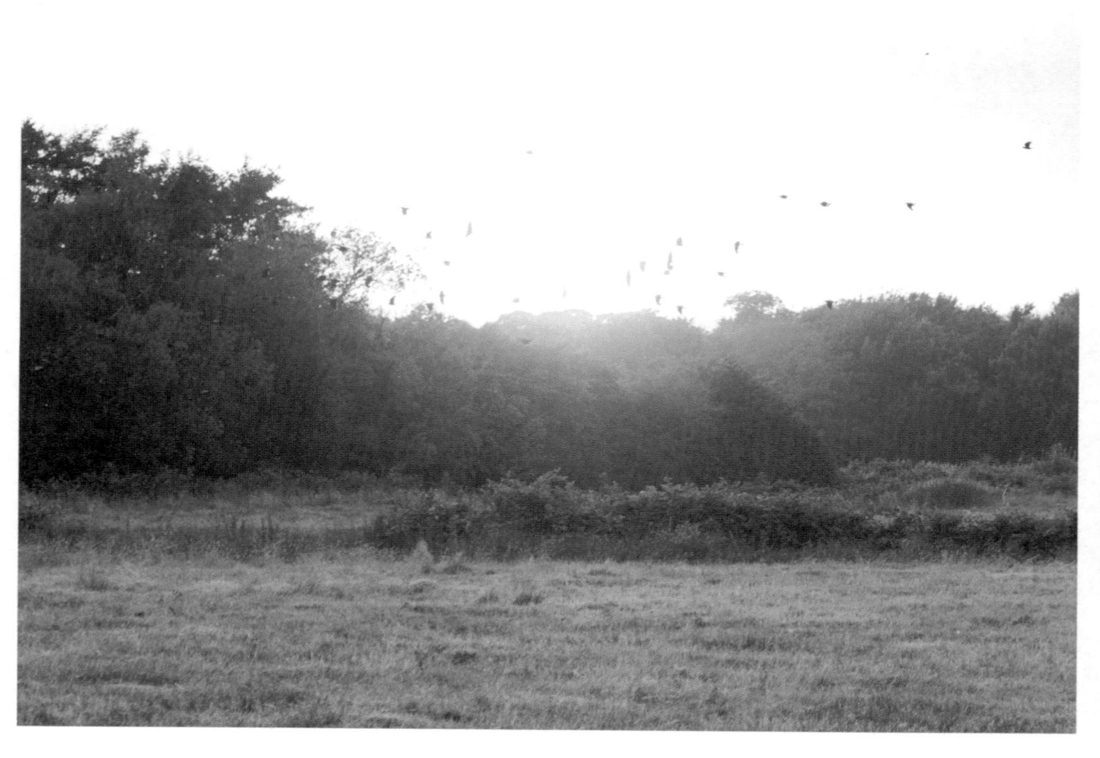

第 18 章

遵循生物钟：晨起神清气爽，夜晚入睡香甜

在睡觉之前设定一个“90 分钟无电子设备”的准备期，
并将它固定为一种仪式。

与传统观点相反的一种观点是：我们每个人的身体中都存在着某种神奇的自然生物规律。我们的身体始终遵循着某种内在节律，见图 4.1，并在一种优雅而复杂的系统中有规律地运行着。我们都知道人体中有一个主生物钟，它以明暗信号作为调节时间的基准，同时肝脏也有它自己的节律。我们的血压、记忆力、胰岛素、睡眠激素的分泌、瘦素的生成、核心体温、情绪乃至思维，也同样有各自的生物钟。

基因组对生物钟的依赖程度远比我们想象得更深，也就是说，我们的基因功能会随时间的变化而变化。科学界目前已充分认识到，大部分人体基因组都依赖着生物钟，这意味着，人体机能可能存在最佳时刻，比如说，治疗肝脏药物可能会在某个特定时间点产生最大药效。所有这些节律汇集到一起，形成了一首优美宏大、令人惊叹的交响曲，这首交响曲就构成了健康的人体的内在基调。

因此，身体是有其固有规律的，我们必须努力为它们提供支持。除了有规律的睡眠外，我们还可以在睡觉之前进行固定的时间安排或活动安排。这不仅可以帮助我们更快地入睡，享受甜美的睡眠，还可以使我们晨起时更加神清气爽。

人体的皮质醇水平每天都在变化，或者说它存在着规律性的昼夜变动。这是一种能让我们保持活跃和警觉的激素，它能让我们在早晨精神焕发地跳下床。皮质醇通常在醒来后的一小时左右达到峰值，在一天中的剩余时间里，皮质醇开始缓慢而稳定地下降。破坏这个规律会导致各种不良后果。比如说，一个公认的观点是：周末睡懒觉是早晨偏头痛的重要诱因。

2017 年 6 月进行的一项研究对以上观点进行了检验。研究人员使用一个被称为“睡眠规律性指数”的特殊指标，对 61 名大学生进行了

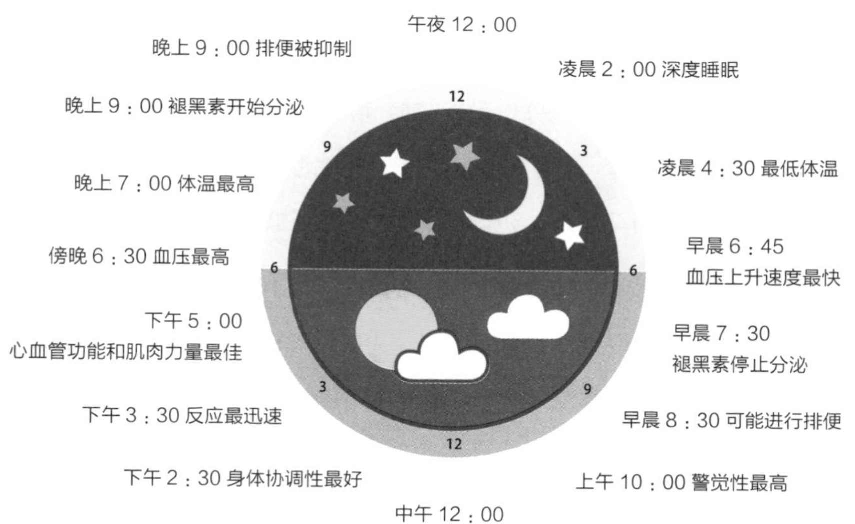
午夜 12：00
凌晨 2：00 深度睡眠
凌晨 4：30 最低体温
早晨 6：45
血压上升速度最快
早晨 7：30
褪黑素停止分泌
早晨 8：30 可能进行排便
上午 10：00 警觉性最高
中午 12：00
下午 2：30 身体协调性最好
下午 3：30 反应最迅速
下午 5：00
心血管功能和肌肉力量最佳
傍晚 6：30 血压最高
晚上 7：00 体温最高
晚上 9：00 褪黑素开始分泌
晚上 9：00 排便被抑制
12
3
6
9
12
3
6
9

图 4.1　人体自然生物规律

为期 30 天的跟踪检验。他们对学生的睡眠方式、褪黑素的分泌时间和学习成绩进行了分析。他们发现不规律的睡眠时间往往对应着变化显著的生物钟节奏以及较差的学习成绩。据此，他们得出的结论是：不规律睡眠时间带来的不良影响相当于时差反应。它给生物钟规律带来的最恶劣影响，竟相当于倒两到三个时区的时差。

归根结底，我十分肯定，坚持固定的就寝时间是很难做到的。我们的上床时刻远晚于理想的睡眠时刻，原因可能是朋友聚会，也可能是工作或其他活动。在这种情况下，我有一个简单的提议：不管你多晚睡觉，也不管次日是星期一还是星期日，一定得按时起床。按照我的经验，这是我们从自身健康出发所能采取的最有效的措施。

我知道你在想些什么。但在我告诉你享受充足睡眠和避免疲劳的重要性时，你难道不会有所心动吗？肯定会的。这就是我希望大家养成小憩习惯的原因。

当然，错过固定睡眠时间是难免的，但对大多数人来说，保证睡眠时间有规律远比早上赖床要好得多。如果你确实经常熬夜，且早晨醒来时仍感疲倦，那么有必要尝试一下微睡眠，就是所谓的打盹儿。

“90 分钟无电子设备”，给你深度、放松的睡眠

设定固定时间睡觉与设定固定时间起床同样重要。我曾读过明星级大厨杰米·奥利弗（Jamie Oliver）的文章，里面写道：奥利弗最终认识到，多年来，他始终没把睡眠当成一件重要的事情；为了提醒自己，奥利弗便开始使用随身跟踪设备（只要到了睡觉时间，它就会发出嗡嗡的震动声）。

我非常赞成为睡觉设置闹钟的做法：以闹钟发出的提示为信号，提醒自己该为上床睡觉做准备了。可以把这个准备时间设置为 90 分钟，然后熄灯入睡。一旦听到提示器的警报声，就表明你的“90 分钟无电子设备”准备期开始了。此时你需要关闭所有电子设备，包括计算机，不要让任何事情成为你无视准备期的借口（我不介意看一会儿电视，但前提是不能因此而影响到睡眠的准备期）。

我们都知道，孩子在入睡前需要一段安静下来就寝的时间。因此，千万不能让他们在晚上变得躁动，要让他们平静下来，为睡眠做好精神和身体上的准备：来一次轻松惬意的沐浴，然后在昏暗的灯光下讲一个睡前故事。这些安排都有助于减轻疲劳感，创造适宜入睡的环境和氛围，有助于他们进入深度、健康、轻松的睡眠。而作为成年人的我们，为什么反倒对这些弃之不顾呢？

我的理想睡眠进程

由于工作和家庭生活的压力，我每周只能在几个晚上完成睡眠计划。但找到适合自己生活方式的睡眠安排法才是最重要的。

- 确保在下午 6：30 之前完成所有剧烈运动。
- 到晚上 8：30，关闭我的手机和计算机（“90 分钟无电子设备”准备期在此刻正式启动）。
- 在大厅里只开暗红色灯光的灯（孩子们喜欢把它当作小夜灯）。
- 我偶尔也会看一会儿电视，但我只看轻松舒适的节目，与此同时，我会做一些轻度的拉伸运动。
- 有时我会坐下来，听听轻松的音乐，或是默默地做深呼吸。
- 口渴时，我会喝一点儿不含咖啡因的凉茶或水。
- 在晚上 9：30 左右，我会上床睡觉。
- 确保卧室的窗户微微打开。很多人都在用集中供暖系统，这会导致我们卧室的温度过高。因此最好打造一间凉爽的卧室，并准备一床轻柔的羽绒被。
- 我会躺在昏暗的灯光旁看书，直到睡意袭来。

微睡眠：我的小睡秘诀

我将微睡眠定义为在白天任何时段进行的短时间睡眠，既可以是趴在办公桌上的 5 分钟小憩，也可以是躺在床上的 2 小时酣睡。我认为我们必须接受并习惯微睡眠，不必担心它们会影响夜间睡眠质量。我是微睡眠的忠实拥护者，因为它会带来多方面的好处。在希腊的伊卡里亚岛，当地居民惊人的长寿率让科学家们十分感兴趣。在这个神奇的“蓝区”，所有居民都习惯在日间小憩。

人们已发现午睡带来的健康益处，包括提高人的活力，改善数字计算能力、敏捷性、反应速度以及逻辑推理能力等。美国国家航空航天局（NASA）发现，如果驾驶员午睡 26 分钟，那么他们的灵敏度会提高 82%。理查德·怀斯曼（Richard Wiseman）教授在爱丁堡国际科学节上发布的研究报告中指出，小憩有助于提升幸福感。我的部分患者习惯在白天躺在车上小憩一会儿，至于我自己，大家都知道我习惯躺在诊室的检查床上睡 15 分钟。我发现这对补充精力并提高下午诊疗的效率非常有帮助。

当然，如果你觉得午睡确实会影响你的夜间睡眠质量，那么就有减少甚至取消午睡的必要了。但依据我的经验，大多数患者在白天小憩后，能在夜晚睡得更好。

第19章

睡前铁律：不争辩、不玩游戏、不查存款

最大限度地避免在睡前进行任何使情绪紧张的活动。

所谓的睡前“篝火时间”是一段非常宝贵的酝酿阶段，因此，这项健康方案的目的在于缓解这段时间内的紧张情绪或受到的外界刺激。在我了解到的大多数睡眠问题中，一天中最后时段的“情绪躁动”（情绪躁动只是我用来形容紧张状态的一个词，通俗地说，即一种“焦躁不安”的状态）通常是睡眠问题的罪魁祸首。

我们要管理好情绪，就必须给自己制定一条铁的规则：绝对不在晚上讨论情感话题，不开始新的工作任务，不检查银行存款的余额，或者说，不做任何可能干扰你正常思绪的事情。如果你知道看刺激的电影会让自己大脑紧绷、紧张不安，那么你要么干脆不看，要么把观看时间挪到星期六的上午——这时你不仅有时间，也有足够的皮质醇去享受剧中的精彩片段。当然，如果你预料到注定会跟家人沟通不畅，那就不要在睡前沟通，也不要玩刺激的游戏。

这些事情似乎听起来无关痛痒，但记住，睡眠不足是引起很多慢性疾病的罪魁祸首。这些疾病牢牢地控制着我们，让我们感到压抑和窒息。毫无疑问，睡眠真的很重要！

严格划定日程界限，晚 8 点后不接受任何“打扰”

我以前经常在这个问题上犯错，因为我总是习惯做一个“接受者”。尽管我至今仍在努力做一个这样的人，并希望自己成为一个对他人有益的人。但确实有一段时间，别人的需求使得我放弃了自己的合理需求，失去了属于自己的时间。我一直在想：“好吧，他们想要我这样做，我还能怎么办呢？又不能拒绝。”但后来，我已经学会变得自私一点，给自己留一点时间。

在现代社会中，时间已成为最贵的一种商品。在我看来，时间远比黄金更宝贵。我发现浪费一个人的时间，几乎与抢掠他们的金钱一样不可原谅。任何人都不应认为他们有权占用别人的时间，就像我们不认为有义务把自己的金钱给任何向我们要钱的人一样。

我已经告知身边的人，我不希望任何人在晚上 8 点后给我打电话，讲一些本可以等到明早再说的事。除非紧急情况，否则我不想知道这些事情。在美国，有很多人可以联系到我。以前他们习惯在晚上 9 点或 10 点左右给我打电话，但现在他们会等到第二天。如果妻子想和我探讨孩子的事情，或是想让我帮忙做一些家务，我会告诉她：“亲爱的，我现在确实不想做，只想静一静。”

我发现很多患者都无法做到这一点。但要成功地管理睡前休息时间，我们要做的第一件事就是严格划定自己的界限，并义无反顾地坚持下去。以前，我认为不及时回复收到的电子邮件是不礼貌的，但现在我已改变了这个看法。在电子邮件时代到来之前，我是否会及时答复邮箱里收到的每一封信件呢？我是否会得体地给超市的经理写信，感谢她给我的买一赠一优惠？我当然不会这么做。更不用说，将每周五晚上处理30封电子邮件作为常态。我有自己的选择。是需要遵守别人为我制定的日程，还是把自己的健康、幸福以及周末与家人共处作为最优先考虑的事情呢？我没有必要为选择后者而感到抱歉，我已收回了对自我时间的控制权。

在晚上8点之后，除非我遇到紧急情况，否则不会回复任何电话或邮件。我这么做的一个原因就是：这么长时间以来，我已清楚地认识到，高速运转的大脑是睡眠不足的重要根源之一。英国在2012年开展了一项大规模睡眠情况调查，调查结果确实震惊了我。它指出，让我们彻夜难眠的最常见的顽固想法如下：

- 考虑自己今天做了什么事情，明天必须要做什么事情
- 考虑自己无法入睡，保持清醒的时间会有多长
- 考虑无关紧要的琐事
- 考虑未来会怎样
- 考虑过去发生的事情

其中，最常见的原因是：考虑自己今天做了什么事情，明天必须要做什么事情，这个原因居然导致82%的受访者失眠！听起来有点耳熟，我们都知道这种感觉。这是学生在考试期间难以入睡的主要原因之一。躺在床上时，这些想法在我们脑海中飞驰，这不利于保证良好的睡眠。

这些健康方案实际上是针对新习惯的养成而制定的。它的核心是让我们学会拒绝他人，学会把握晚上属于自己的时间。当然，我知道做到这些并不容易，但我们确实有必要划清生活与工作的界限。现代技术常常让停止工作与开始生活之间的节点变得模糊不清。想想 30 年前，人们甚至在完成当天工作后，一直到第二天才会想起工作。而现在，我们对工作全天候待命，这或许会对上班族的身心健康造成毁灭性影响。

按照今天的工作哲学，如果我们拒绝加班，就应该感到内疚，把自己看作懒汉。但这是不是有点不近人情啊！侵占我们的“关机”时间，直接损害了我们的睡眠质量。这意味着，我们无法在实际工作时间内达到最佳状态。一些公司开始意识到“永远在线”文化带来的最终结果弊大于利。比如说，德国大众汽车公司（Volkswagen）已禁止在下班期间向员工发送电子邮件。

遗憾的是，大多数公司都没有大众汽车公司这么开明。最近一项对 3 000 名英国企业员工进行的调查发现：69% 的人需要经常在合同规定的工作时间外加班。这种情况也始终在我的患者生活中存在。

沃伦是一位办公室经理，有一次他找我开安眠药。沃伦告诉我：他每晚大约只能睡 3 个小时左右，即便是在这 3 个小时内，他也经常受到各种干扰。在夜里，他会辗转反侧。如果实在无法入睡，就会躺在床上刷手机、查看电子邮件或看油管（YouTube）视频。沃伦认为他已经“试遍了所有办法”，甚至都不记得睡个好觉是什么感觉了。他已被失眠折磨了许多年。

这是很多失眠患者常见的抱怨，我经常也遇到这类情况。但是在开处方之前，我向沃伦询问了几个与生活方式有关的问题。他告诉我，他会在睡觉之前把笔记本电脑带上床，先浏览一下工作邮件。如果收到同事在晚上 10 点 30 分给他电子邮件,这会让他非常不悦。他说:“好像这家伙想一吐为快，把一堆废话吐到我心里，可现在轮到我躺在床上想这些没用的事情。”

我告诉他:“你不能改变那个家伙，但你能改变什么呢?是你自己决定把计算机放在床上的，又是你自己决定打开电子邮件的。事情其实很简单，这是你自己的选择。”

沃伦回答:“但那是我的工作啊!在晚餐后，我必须查看电子邮箱。”

我说:“好吧!我们可以做个折中吗，你觉得晚上 8 点关掉笔记本电脑怎么样?”

他同意了我的建议，这个简单的改变产生了立竿见影的效果。沃伦开始迅速入睡，睡眠深度也得到了改善。这些变化让他更愿意接受我的其他建议。在重新思考了睡眠与电子邮件的关系后，他开始重新思考使用智能手机的方式,开始把浏览社交媒体的时间限定在晚上 9 点之前。这就是他“90 分钟无电子设备”准备时间的形成过程。现在，沃伦每天可以美美地睡上 7 个小时。

运动也可以作为一种睡前的舒缓方式。确实有部分人发现，在晚上进行剧烈运动不会影响他们的睡眠。但是对大多数人来说，睡前运动可能会带来不良后果。部分问题体现为：在一个人本应躺下睡觉的时间运动，会提高皮质醇水平。如果我在 7 点钟前打了壁球，那么晚上我躺在床上时，心跳依旧在加速。

很多人告诉我，除非开着电视，否则他们无法入睡。这倒不是因为电视机拥有神奇的催眠能力,而是这些人整天都在动个不停。实际上，坐在电视前的那段时间，只是为他们关闭身体的运动提供了一个机会。

让他们入睡的不是这个发光的盒子，而是他们突然间允许自己休息这样简单的事实。虽然坐在电视前的沙发上休息，有助于放松心绪，但这无法帮助他们改善睡眠质量。对于这些患者，我的建议是引导他们换一种方法。他们需要在舒适的床上休息，进入深度睡眠，而不是在充斥着噪声、警笛、蜂鸣器或是爆炸声的房间里的沙发上休息。

为此，我运用了《重启吧！我的健康人生》中的诸多健康方案，尤其是“睡眠”和“休息”这两个要素，包括每晚写感恩日记。这有助于我们在睡前让思绪由消极焦虑转向积极感恩。

我的睡前心绪放松小窍门

在上床之前不要观看新闻、刺激惊悚的电影或其他任何类似影响睡前休息的东西

不要讨论财务或其他造成紧张气氛的家庭事务

把上床之前不查看工作邮件作为一个硬性规则

在傍晚专注于瑜伽或轻度拉伸等轻松的运动

尝试 3–4–5 呼吸法，以摆脱白天带来的压力

在上床之前进行冥想有助于我们净化思绪

在上床之前撰写感恩日记

第20章
咖啡虽好，但过了中午不能贪杯！

如果你选择享用咖啡，一定要在午餐前进行。

咖啡因风靡全世界，数以百万计的人每天都乐此不疲地享用着它。英国人每天要喝掉7 000万杯咖啡，这看起来似乎太多了，但你可能不知道，他们每天连茶水都要喝掉1.65亿杯。人们认为咖啡因确实对提神很管用！既然如此，为什么不喝呢？它可以帮助我们开启崭新的一天，让我们的感官更加敏锐。越来越多的研究显示，咖啡因的摄入与健康状况的改善有着联系。我就很喜欢喝咖啡，这是我人生中最大的乐趣之一。但我对这种黑色物质的热爱也是有波动的，对喝咖啡这件事也有适当的节制，绝对不过量摄入。适当地喝一点，会令我心情愉快、精力充沛，注意力更集中，但喝得太多的话，我就会疲劳、心神不定、焦虑不安。

多年以来，我也一直迫使自己相信，只有喝咖啡才能让我维持日常状态。但是看到布里斯托大学在2010年发布的一项研究结果后，我开始质疑自己的假设。研究表明,大量饮用咖啡实际可能导致：醒来后，我们会因咖啡因的戒断感到恐惧。我对清晨咖啡的极度渴望就像自己很长时间没有喝过咖啡一样。尽管我真的不喜欢这项研究，但不得不承认这个结论极有可能成立。尽管如此，情况却毫无变化：你可以从我颤抖的手中抢走咖啡杯，但无论如何我都不会放弃咖啡！如果要使咖啡因物尽其用，同时避免过量饮用咖啡带来的诸多问题，就得学会在合适的时间饮用适量的咖啡。

这个适度的量对每个人来说都是不同的。人体对咖啡因的代谢能力取决于基因。一种被称为“细胞色素氧化酶”（CYP1A2）的基因有助于加速咖啡因的分解。这种基因存在着不同变体。对有些人来说，这种基因使得他们分解咖啡因的速度比其他人快 4 倍。如果你是代谢较快的幸运者之一，你就更可能享受到咖啡因的其他益处，比如说，降低患中风、阿尔茨海默病以及心脏病等疾病的风险。如果你对咖啡因的代谢速度相对缓慢，那么咖啡因会在你体内停留得更久，你将更容易有不良反应，如情绪烦躁、焦虑和睡眠中断等。

毫无疑问，咖啡因是一种极强的睡眠干扰物。腺苷是一种人体生成的化学物质，我们清醒的时间越长，腺苷的积累量就越大。而体内的腺苷越多，我们就越感到困倦。咖啡因会阻断腺苷与受体的结合，破坏人体对腺苷的感知力。因此，当我们困倦时，咖啡因会让我们误以为自己根本就没那么困倦。通过这种方式，咖啡因延长了我们的睡眠潜伏期（入睡所需要的时间），从而缩短了我们的总睡眠时间，降低了睡眠效率，并导致睡眠质量不降。

因此，很多人彻底戒掉咖啡后反而睡得更好。有些人只需在早晨坚持做到这点，就能让睡眠得到极大改善。而真正的幸运儿居然还能在睡前喝一杯特浓咖啡。当我与妻子的家人共进晚餐时，她家人饭后喝一大杯浓咖啡的习惯，总让我感到意外。但现有证据表明，即使晚上喝完咖啡后能够入睡，我们也无法达到人体所需的深度睡眠。事实是，如果你认为目前的睡眠质量比饮用咖啡后的更好，那么你应该在午后远离咖啡因。

但为什么要把这个节点设置在中午呢？为什么不是下午 2 点，或是下午 4 点？所有药物都有自己的“半衰期”，也就是说，药物的效力下降到最初效力 50% 时所需经过的时间。咖啡因的半衰期约为 6 个小时，不过按照遗传基因及不同生活方式的影响，不同个体在这方面的时间跨度有些差异。这意味着，如果你选择在午后喝一杯咖啡，那么当你躺在床上准备入睡时，咖啡因仍可能残留在你的生理系统中。众所周知，咖啡因会提高人体警觉度。因此，对很多人来说，下午喝咖啡会影响他们的睡眠质量。

为改善我本人及患者的睡眠质量，我能采取的最有效的手段就是当机立断不再在午后喝咖啡。有些患者希望通过服用安眠药解决睡眠问题，却拒绝降低咖啡的摄入量。他们坚称自己一生都在喝咖啡，从没遇到过任何问题，他们的人生没了咖啡将不再完整。但如果他们对咖啡因的分解力已改变，要怎么办呢？如果是在生活压力更轻的青年时期，他们又会怎么办呢？

他们或许是对的，在这之前咖啡确实没有影响到他们，但在当下，咖啡完全有可能给他们带来影响。即便在软饮料、凉茶、绿茶，甚至是所谓的“无咖啡因”的饮料中，也存在着咖啡因的蛛丝马迹。如果我们能真正做到午后不喝咖啡，那么生活将发生巨大的改变。

我拒绝午后咖啡的“秘密武器”

饮用不含咖啡因的草本茶，有助于我们熬过下午 3 点这段最容易犯困的时间（记住，绿茶中也含有咖啡因）。

尽量避免饮用所谓的“脱因”咖啡，因为某些品牌的“脱因”咖啡仍含有微量的咖啡因。

以苏打水取代含咖啡因饮料。

减少糖的摄入量（请参阅前面的“饮食”部分）。实际上，这不仅有助于我们增强体力，而且会降低我们在下午以咖啡提高精力的渴望。

在傍晚喝杯淡茶。这种饮料能十分有效地取代咖啡因，且有助于睡前放松。

改善睡眠的 15 种方法

1. 早晨在户外放松自我
2. 严格遵守“午后不再喝咖啡”的规定
3. 养成睡前“90 分钟无电子设备”的新习惯
4. 设置上床闹钟，提醒你到了上床睡觉的时间
5. 在卧室里安装一套有遮光功能的百叶窗
6. 搬走卧室里的所有电子屏幕
7. 可以尝试开着卧室里的窗户睡觉。理想的睡眠温度约为 17℃
8. 尽早完成每日三餐，如果可能的话，傍晚 7 点后不再进餐
9. 白天早起运动
10. 白天尽早进行各种社交联系
11. 使用红灯作为夜间照明
12. 购买琥珀色眼镜，过滤电子屏幕的蓝光
13. 不要将手机作为你的提醒闹钟
14. 给你的电子设备安装屏幕亮度自动调节程序，或开启“夜间模式”
15. 避免在睡前三小时进行剧烈运动

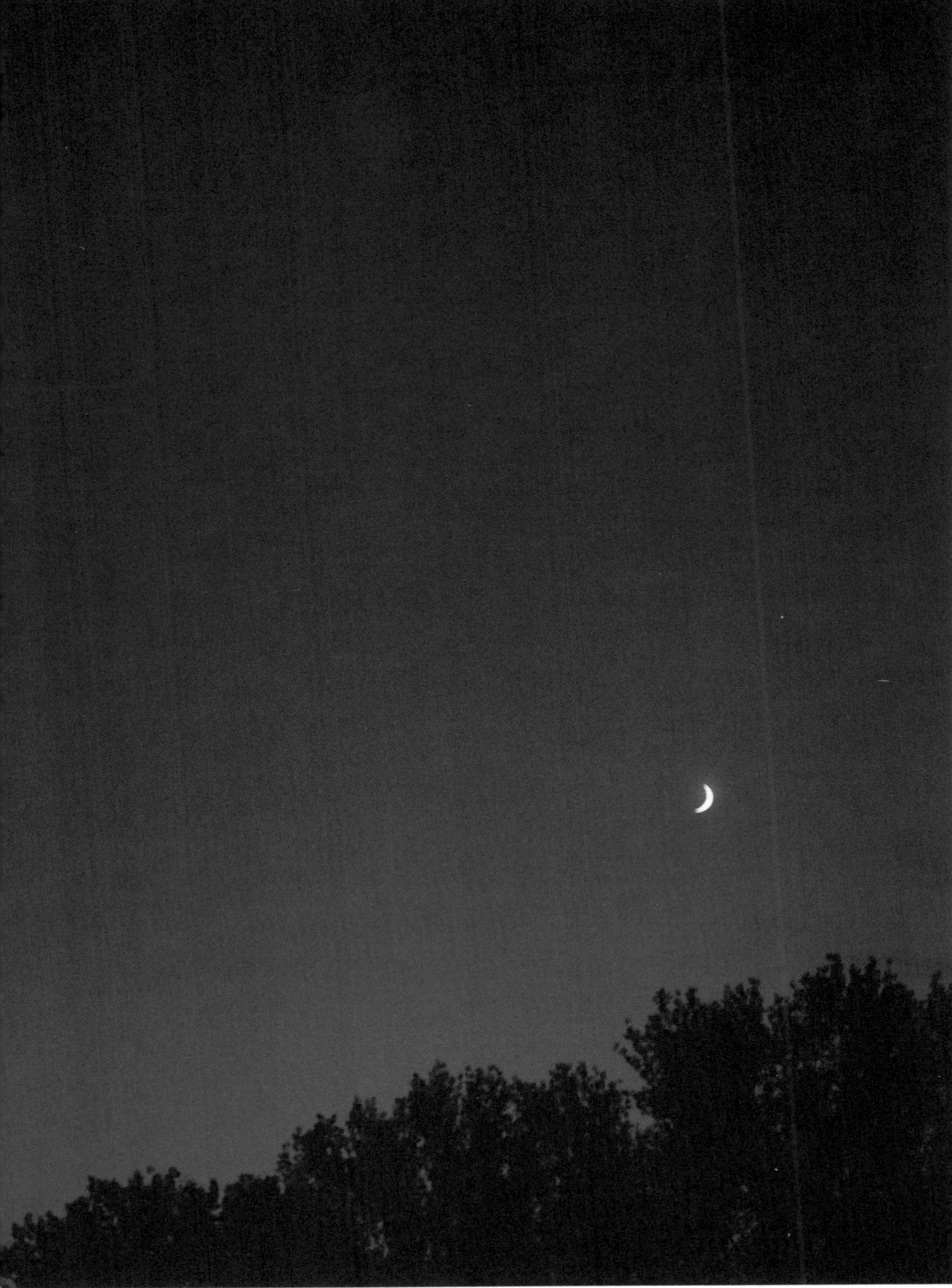

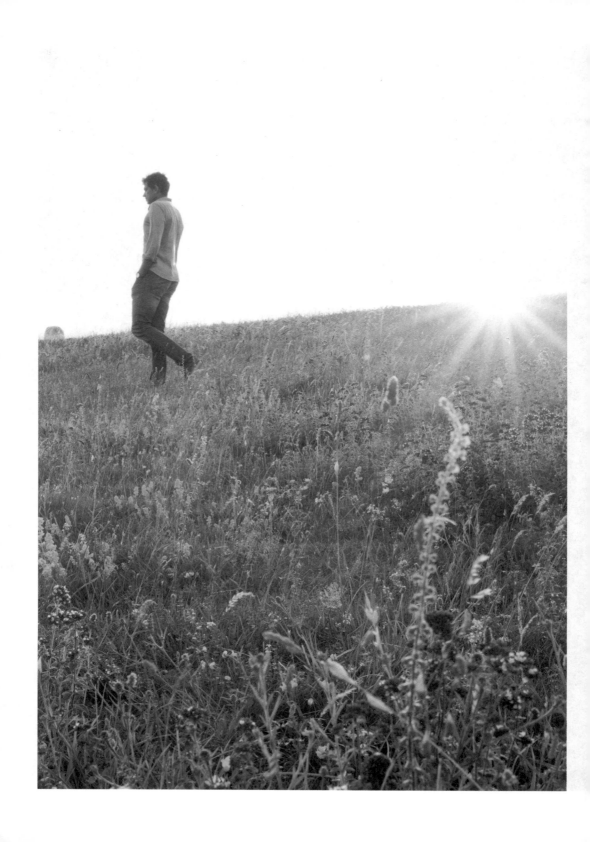

"健康 4 步法"与众不同，因为你我他都能做到！

现在，我们已经掌握了所有的健康基本要素。到目前为止，我已经与各位分享了改变我自己以及家庭生活的健康理念。

我已治好了很多患者的 2 型糖尿病，根除了一些人的慢性皮肤病，还治愈了很多抑郁症患者，让女性患者的更年期症状消失不见。此外，在我的帮助下很多患者摆脱了偏头痛和焦虑症以及疲劳症的困扰。目前在治疗肠易激综合征时，我已不再使用药物抑制症状，而是找到疾病根源，从源头上根治。我也正在尝试治疗失眠症，帮助患者摆脱顽固性的反胃、胃灼热、脂肪肝和慢性背痛等顽疾。很多高血压患者的血压在恢复正常，失眠也得到了有效控制。可以说，以上所有治疗方案都无须借助药物。

当然，我分享这些成功不是为了吹嘘，而是要让大家知道，使用本书推荐的健康理念到底会有怎样的效果。我把这类新的治疗方法称为“渐进型治疗”。诚然，我们并不缺少药物治疗和手术挽救患者生命所需的时间和空间，但想要获得人类最宝贵的财富——幸福和快乐，就要保持身心健康和生活的良好状态。我们的最佳药物就是我们自己。

一旦我们了解了“渐进型治疗”的内涵，就会接受并拥抱它。每一位理解“渐进型治疗”的医生都会这么说：“只要你意识到它的存在，就再也无法拒绝它。”对医疗机构而言，“渐进型治疗”无异于一种道德义务，它让治疗手段回归本源。我们首要的基本原则永远是希波克拉底（Hippocratic）的誓言——“primum non nocere”，即“首要之务便是不可伤害”。

在当下过度用药的大环境中，这种思维显然已经超前。我们需要的药品来自病理学，而不是依赖于病症学，也就是说这些药物不问“为什么”，只是简单地告诉你“该怎么做”。毫无疑问，从健康和幸福这两个目标出发的“渐进型治疗”是我们应该永远遵循的医学之路。

到目前为止，我已经将这些知识的精髓教给了大家，这些知识已为我们所获得。但问题是，该如何运用这些新知识呢？改变行为习惯会非常困难，这点我自己深有体会。我们的《重启吧！我的健康人生》之所以与众不同，就在于我们每个人都可以做到。它与我们所从事的工作，对食物的偏好，住在什么地方没有任何关系。归根结底，我们每个人都可以把这些理念融入自己的生活中。

当我们把健康方案从两项增加到四项，从四项增加到八项，再从八项增加到十八项时，我们的健康基础也变得日渐坚实。在这个过程中，我们的能力极限必将不断突破，我们会变得更有耐性和灵性。在面对生活中不可避免的种种挫折与磨难时，我们更有能力克服它并成长。这些微不足道的变化会逐渐成为新的习惯，而新的习惯注定会成就我们的健康福祉。如果你觉得 10 分钟的冥想有点困难，那么不妨从一分钟开始。如果你觉得减少糖分摄入量难以忍受，就从可以接受的方面入手。

总之，这项计划的关键就是均衡，维持四个健康要素之间的平衡，采取最合理、最易于接受的组合方式。正如我们永远找不到绝对的“正确饮食”，实施这项健康计划的正确路径也同样不是唯一的。

“基因”给枪支装上子弹，而撬动扳机的是“环境”

我们的思维总是习惯于选择阻力最小的路径，然后回归惯例。通过合理设计家居环境，我们可以控制所有可控的方面，并最大程度提高成功的概率。一定要记住，大约 90% 的健康问题是环境造成的，而不是基因导致的。

如果你打算采纳我所建议的调整方式，那么，能否进行成功的环境改造才是关键。也就是说，我们需要从架子上取下所有讨厌的工业食品，然后将它们决绝地扔进垃圾箱。这意味着智能手机充电器应放在厨房，而不是卧室。每次要给手机充电时，你得从卧室走到厨房，这在无形中给我们额外提供了一次步行机会。如果把充电器的盒子搁置在高高的橱柜上，那么你或许永远想不到用它。

我们总习惯高估自己的意志力，而实际上，我们的意志力和自控力十分有限。我们对门外的不良环境几乎无能为力，但仍需动用所有意志力去应对环境的侵害。切记，大约 90% 的健康问题是环境造成的，而不是来源于基因。美国国家卫生研究院（US National Institutes of Health）院长弗朗西斯·柯林斯（Francis Collins）博士对此进行了精彩的概括，他说：“基因给枪支装上子弹，而撬动扳机的是环境。”

好好利用这本书，让它帮助我们改变这生活中的90%吧！

不要犹豫，不要害怕，仔细阅读，静心思考。尝试接受这种方法，让它为自己所有，为自己所用。让更多的人与你同行，共同学习、共同体验、共同感悟。有成功，也会有失败，成功莫要骄傲，失败莫要气馁，持之以恒地坚持下去，你终会迎来曙光，看到成果。最重要的是，我们要学会享受它，享受它带来的艰辛和快乐，投入和收获。

参考文献及深度阅读资料

THE FOUR PILLAR PLAN

第一部分　休息

第 1 章　每天 15 分钟“自我时间”，效果立竿见影

M. T. Bailey et al., 'Exposure to a Social Stressor Alters the Structure of the Intestinal Microbiota: Implications for Stressor-Induced Immunomodulation', Brain, Behavior, and Immunity 25(3), March 2011: 397–407, www.ncbi.nlm.nih.gov/pubmed/21040780

A. Cataneo et al., 'Absolute Measurements of Macrophage Migration Inhibitory Factor and Interleukin-1-ß mRNA Levels Accurately Predict Treatment Response in Depressed Patients', International Journal of Neuropsychopharmacology 19(10), 11 May 2016: pyw045, https://academic.oup.com/ijnp/article/doi/10.1093/ijnp/pyw045/2487459/AbsoluteMeasurements-of-Macrophage-Migration

第 2 章　每周一天“网络戒断”，不刷手机的生活充满惊喜

A. Rucki, 'Average Smartphone User Checks Device 221 Times a Day, According to Research', Evening Standard, 7 October 2014, www.standard.co.uk/news/techandgadgets/average-smartphone-userchecks-device-221-times-a-day-according-toresearch-9780810.html

D. I. Tamir and J. P. Mitchell, 'Disclosing Information About the Self is Intrinsically Rewarding', Proceedings of the National Academy of Sciences of the United States of America 109(21), May 2012: 8038–43, www.pnas.org/content/109/21/8038

M. Winnick, 'Putting a Finger on Our Phone Obsession', discout, 16 June 2016, https://blog.dscout.com/mobiletouches

第 3 章　睡前写感恩日记，第二天收获积极好状态

C. M. Burton and L. A. King, 'The Health Benefits of Writing About Intensely Positive Experiences', Journal of Research in Personality 38(2), April 2004: 150–63, www.sciencedirect.com/science/article/p2/S0092656603000588

M. Popova, 'A Simple Exercise to Increase Well-Being and Lower Depression from Martin Seligman, Founding Father of Positive Psychology' [a review of Flourish, by Martin Seligman], www.brainpickings.org/2014/02/18/martinseligman-gratitude-visit-three-blessings/

A. M. Wood, 'Gratitude influences sleep through the mechanism of pre-sleep cognitions', Journal of Psychosomatic Research 66(1) January 2009: 43–8, www.ncbi.nlm.nih.gov/pubmed/19073292

第 4 章　5 分钟静息练习，专注工作让精力更旺盛

Bailey et al., 'Exposure to a Social Stressor Alters the Structure of the Intestinal Microbiota'

M. Bond, 'Mind Gym: Putting Meditation to the Test', New Scientist, 5 January 2011, www.newscientist.com/article/mg20927940-200-mind-gym-putting-meditationto-the-test/

K. Cherry, '"Flow" Can Help You Achieve Goals', www.verywell.com/what-is-flow-2794768

S. Simpson, 'Tiger's Roar, the Possible Secrets of Woods's Success', The Best You, 22 April 2013, http://thebestyoumagazine.co/tigers-roar-the-possible-secretsof-woodss-success-by-dr-stephen-simpson/

P. Wiessner, 'Embers of Society: Firelight Talk Among the Ju/'hoansi Bushmen', Proceedings of the National Academy of Sciences of the United States of America 111(39), 30 September 2014: 14027–35, www.pnas.org/content/111/39/14027

第 5 章　每天全家人围坐进餐，那是获得平静的珍贵时光

E. Robinson et al., 'Eating Attentively: A Systematic Review and Meta-Analysis of the Effect of Food Intake Memory and Awareness on Eating', American Journal of Clinical Nutrition 97(4), April 2013: 728–42, http://ajcn.nutrition.org/content/97/4/728.abstract

第二部分 饮食

第 6 章 “糖”连锁效应，让我们虚弱甚至短寿

Diabetes UK, 'Diabetes Facts and Stats, October 2016', www.diabetes.org.uk/Documents/Positionstatements/DiabetesUK_Facts_Stats_Oct16.pdf

B. S. Lennerz et al., 'Effects of Dietary Glycemic Index on Brain Regions Related to Reward and Craving in Men', American Journal of Clinical Nutrition 98(3), September 2013: 641–7, htp://ajcn.nutrition.org/content/98/3/641

D.E. Lieberman, 'Evolution's Sweet Tooth', The New York Times, 5 June 2012, www.nytimes.com/2012/06/06/opinion/evolutions-sweet-tooth.html

P. M. Wise et al., 'Reduced Dietary Intake of Simple Sugars Alters Perceived Sweet Taste Intensity But Not Perceived Pleasantness', American Journal of Clinical Nutrition 103(1), January 2016: 50–60, www.ncbi.nlm.nih.gov/pubmed/26607941

第 7 章 吃 5 种颜色不同的蔬菜，肠道微生物组实现平衡

J. Rosner, 'Ten Times More Microbial Cells Than Body Cells in Humans?', Microbe 9(2), February 2014: 47, www.researchgate.net/publication/270690292_Ten_Times_More_Microbial_Cells_than_Body_Cells_in_Humans

E. D. and J. L. Sonnenburg, 'Starving Our Microbial Self: The Deleterious Consequences of a Diet Deficient in Microbiota-Accessible Carbohydrates', Cell Metabolism 20(5), November 2014: 779–86, www.ncbi.nlm.nih.gov/pubmed/25156449

L. Mayer, 'Mucosal Immunity', Pediatrics 111, 2003: 1595–1600, www.ncbi.nlm.nih.gov/pubmed/12777598

第 8 章 12 小时轻断食，身心“级联效应”启动

D. E. Bredesen et al., 'Reversal of Cognitive Decline in Alzheimer's Disease', Aging 8(6), June 2016: 1250–58, www.aging-us.com/article/100981

G. Hoeke et al., 'Role of Brown Fat in Lipoprotein Metabolism and Atherosclerosis', Circulation Research 118(1), January 2016: 173–83, www.ncbi.nlm.nih.gov/pubmed/26837747

Obesity Society, 'Eating Dinner Early, or Skipping It, May be Effective in Fighting Body Fat', Science Daily, 3 November 2016, www.sciencedaily.com/releases/2016/11/161103091229.htm

T. Tuomi et al., 'Increased Melatonin Signaling is a Risk Factor for Type 2

Diabetes', Cell Metabolism 23(6), June 2016: 1067–77, htps://www.ncbi.nlm.nih.gov/pubmed/27185156

第 9 章　水的神奇力量，谁多喝谁获益

H. Valtin, '"Drink at Least Eight Glasses of Water a Day" –Really? Is There Scientific Evidence for "8 X 8"?', Research Paper, Dartmouth Medical School, Lebanon, NH, August 2002, htp://ajpregu.physiology.org/content/ajpregu/early/2002/08/08/ajpregu.00365.2002.full.pdf

第 10 章　不吃 5 种以上成分的高度加工食品！

M. Berk et al., 'So Depression is an Inflammatory Disease, But Where Does the Inflammation Come From?', BMC Medicine 11, 2013: 200, www.ncbi.nlm.nih.gov/pmc/articles/PMC3846682/

S. J. Guyenet and M. W. Schwartz, 'Regulation of Food Intake, Energy Balance, and Body Fat Mass: Implications for the Pathogenesis and Treatment of Obesity', Journal of Clinical Endocrinology & Metabolism 97(3), March 2012: 745–55, www.ncbi.nlm.nih.gov/pmc/articles/PMC3319208/

A. R. Lubis et al., 'The Role of SOCS-3 Protein in Leptin Resistance and Obesity', Acta Medica Indonesiana 40(2), April 2008: 89–95, www.ncbi.nlm.nih.gov/pubmed/18560028

C. A. Monteiro et al., 'The UN Decade of Nutrition, the NOVA Food Classifcation and the Trouble with UltraProcessing', Public Health Nutrition, 21 March 2016, htps://doi.org/10.1017/S1368980017000234

I. Spreadbury, 'Comparison with Ancestral Diets Suggests Dense Acellular Carbohydrates Promote an Inflammatory Microbiota, and May be the Primary Dietary Cause of Leptin Resistance and Obesity', Diabetes, Metabolic Syndrome and Obesity 5, 2012: 175–89, www.ncbi.nlm.nih.gov/pmc/articles/PMC3402009/

第三部分　运动

World Health Organization, 'Physical Inactivity: A Global Public Health Problem', www.who.int/dietphysicalactivity/factsheet_inactivity/en/

S. Daniells, 'US Army Exploring How Stressors Affect Gut Health in Soldiers: US Army Study on Extreme Exercise', NUTRA ingredients-USA.com, 20 April 2017, www.nutraingredients-usa.com/Research/US-Army-exploringhow-stressors-affect-gut-health-in-soldiers

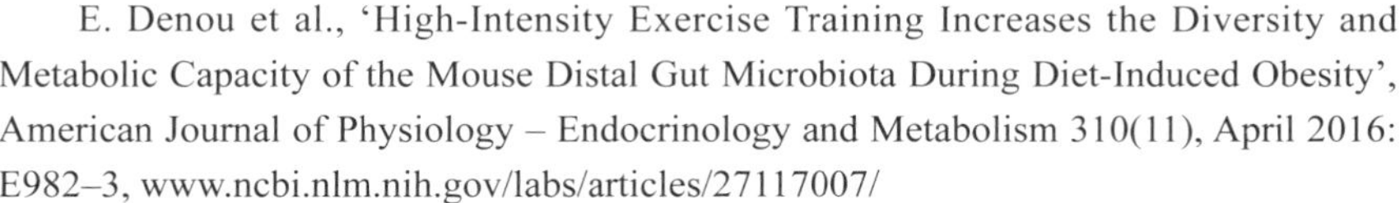

E. Denou et al., 'High-Intensity Exercise Training Increases the Diversity and Metabolic Capacity of the Mouse Distal Gut Microbiota During Diet-Induced Obesity', American Journal of Physiology – Endocrinology and Metabolism 310(11), April 2016: E982–3, www.ncbi.nlm.nih.gov/labs/articles/27117007/

N. Owen et al., 'Sedentary Behavior: Emerging Evidence for a New Health Risk', Mayo Clinic Proceedings 85(12), December 2010: 1138–41, www.ncbi.nlm.nih.gov/pmc/articles/PMC2996155/

C. Szoeke et al., 'Predictive Factors for Verbal Memory Performance Over Decades of Aging: Data from the Women's Healthy Ageing Project', American Journal of Geriatric Psychiatry 24(10), October 2016: 857–67, www.ajgponline.org/article/S1064-7481(16)30113-0/abstract

第 11 章　多走两步，无论 20 岁还是 80 岁都更快乐

K. Berra et al., 'Making Physical Activity Counseling a Priority in Clinical Practice: The Time for Action is Now', Journal of the American Medical Association 314(24), December 2015: 2617–18, htp://jamanetwork.com/journals/jama/article-abstract/2475164

K. J. Reid et al., 'Timing and Intensity of Light Correlate with Body Weight in Adults', PLoS One, 2 April 2014, htp://journals.plos.org/plosone/article?id=10.1371/journal.pone.0092251

P. Srikanthan and A. S. Karlamangla, 'Muscle Mass Index as Predictor of Longevity', American Journal of Medicine 127(6), June 2014: 547–53, www.ncbi.nlm.nih.gov/pmc/articles/PMC4035379/

World Health Organization, Global Health Risks: Mortality and Burden of Disease Atributable to Selected Major Risks (Geneva: World Health Organization, 2009)

第 12 章　每一次收缩肌肉，身体的抗炎能力都在增强

S. T. Arthur and I. D. Cooley, 'The Effect of Physiological Stimuli on Sarcopenia; Impact of Notch and Wint Signaling on Impaired Aged Skeletal Muscle Repair', International Journal of Biological Sciences 8(5), May 2012: 731–60, www.ncbi.nlm.nih.gov/pmc/articles/PMC3371570

D. D. Cohen et al., 'Ten-Year Secular Changes in Muscular Fitness in English Children', Acta Paediatrica 100(10), October 2011: e175–7, https://www.ncbi.nlm.nih.gov/pubmed/21480987

Harvard Health Publications, 'Give Grip Strength a Hand', November 2016, www.health.harvard.edu/healthyaging/give-grip-strength-a-hand

T. Liu-Ambrose et al., 'Resistance Training and Executive Functions: A 12-Month Randomized Controlled Trial', Archives of Internal Medicine 170(2), 2010: 170–78, htp://jamanetwork.com/journals/jamainternalmedicine/article-abstract/415534

第 13 章　高强度锻炼 10 分钟胜过低强度锻炼 1 小时

J. B. Gillen et al., 'Twelve Weeks of Sprint Interval Training Improves Indices of Cardiometabolic Health Similar to Traditional Endurance Training Despite a Five-Fold

Lower Exercise Volume and Time Commitment', PLoS One, 26 April 2016, http://journals.plos.org/plosone/article?id=10.1371/journal.pone.0154075

A. T. Piepmeier and J. L. Etnier, 'Brain-Derived Neurotrophic Factor (BDNF) as a Potential Mechanism of the Effects of Acute Exercise on Cognitive Performance', Journal of Sport and Health Science 4(1), March 2015: 14–23, www.sciencedirect.com/science/article/p2/S2095254614001161

M. M. Robinson et al., 'Enhanced Protein Translation Underlies Improved Metabolic and Physical Adaptations to Different Exercise Training Modes in Young and Old Humans', Cell Metabolism 25(3), March 2017: 581–92, www.cell.com/cell-metabolism/pdfExtended/S1550-4131(17)30099-2

B. Winter et al., 'High Impact Running Improves Learning', Neurobiology of Learning and Memory 87(4), May 2007: 597–609, www.ncbi.nlm.nih.gov/pubmed/17185007

第四部分　睡眠

D. Dawson and K. Reid, 'Fatigue, Alcohol and Performance Impairment' Nature, 17 July 1997,www.nature.com/nature/journal/v388/n6639/abs/388235a0.html

Guang Yang et al., 'Sleep Promotes Branch-Specific Formation of Dendritic Spines After Learning', Science 344(6188), June 2014: 1173–8, http://science.sciencemag.org/content/344/6188/1173

Lulu Xie et al., 'Sleep Drives Metabolite Clearance from the Adult Brain', Science 342(6156), October 2013: 373–7, htp://science.sciencemag.org/content/342/6156/373

V. A. Poroyko et al., 'Chronic Sleep Disruption Alters Gut Microbiota, Induces Systemic and Adipose Tissue Inflammation and Insulin Resistance in Mice', Nature Scientific Reports 6, 2016, www.nature.com/articles/srep35405

第 17 章　沐浴晨光，身心体验“早起的奇迹”

P. G. Lindqvist et al., 'Avoidance of Sun Exposure as a Risk Factor for Major

Causes of Death: A Competing Risk Analysis of the Melanoma in Southern Sweden Cohort', Journal of International Medicine 280(4), October 2016: 375–87, http://onlinelibrary.wiley.com/doi/10.1111/joim.12496/abstract

Poroyko et al., 'Chronic Sleep Disruption Alters Gut Microbiota' Reid et al., 'Timing and Intensity of Light Correlate with Body Weight in Adults'

第 18 章　遵循生物钟：晨起神清气爽，夜晚入睡香甜

A. J. K. Phillips, 'Irregular Sleep/Wake Paterns are Associated with Poorer Academic Performance and Delayed Circadian and Sleep/Wake Timing', Nature Scientific Reports 7, 2017, www.nature.com/articles/s41598-017-03171-4

M. Smolensky and L. Lamberg, The Body Clock Guide to Better Health (New York: Henry Holt, 2001)

R. Zhang, 'A Circadian Gene Expression Atlas in Mammals: Implications for Biology and Medicine', Proceedings of the National Academy of Sciences of the United States of America 11(45), November 2014: 16219–24, www.pnas.org/content/111/45/16219.abstract

第 19 章　睡前铁律：不争辩、不玩游戏、不查存款

BBC News, 'Volkswagen Turns Off Blackberry Email After Work Hours', 8 March 2012, www.bbc.co.uk/news/technology-16314901

第 20 章　咖啡虽好，但过了中午不能贪杯！

V. Březinová, 'Effect of Caffeine on Sleep: EEG Study in Late Middle Age People', British Journal of Clinical Pharmacology 1(3), June 1974: 203–8, www.ncbi.nlm.nih.gov/pmc/articles/PMC1402564

I. Clark et al., 'Coffee, Caffeine, and Sleep: A Systematic Review of Epidemiological Studies and Randomized Controlled Trials', Sleep Medicine Reviews 31, January 2016: 70–78, www.ncbi.nlm.nih.gov/labs/articles/26899133

C. Drake et al., 'Caffeine Effects on Sleep Taken 0, 3, or 6 Hours Before Going to Bed', Journal of Clinical Sleep Medicine 9(11), November 2013: 1195–1200, www.ncbi.nlm.nih.gov/pubmed/24235903

P. J. Rogers et al., 'Association of the Anxiogenic and Alerting Effects of Caffeine with ADORA2A and ADORA1 Polymorphisms and Habitual Level of Caffeine Consumption', Neuropsychopharmacology 35, June 2010: 1973–83 (2010 University of Bristol study into whether there are any real benefits to habitual coffee consumption), www.nature.com/npp/journal/v35/n9/full/npp201071a.html

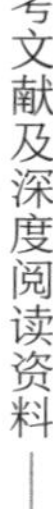

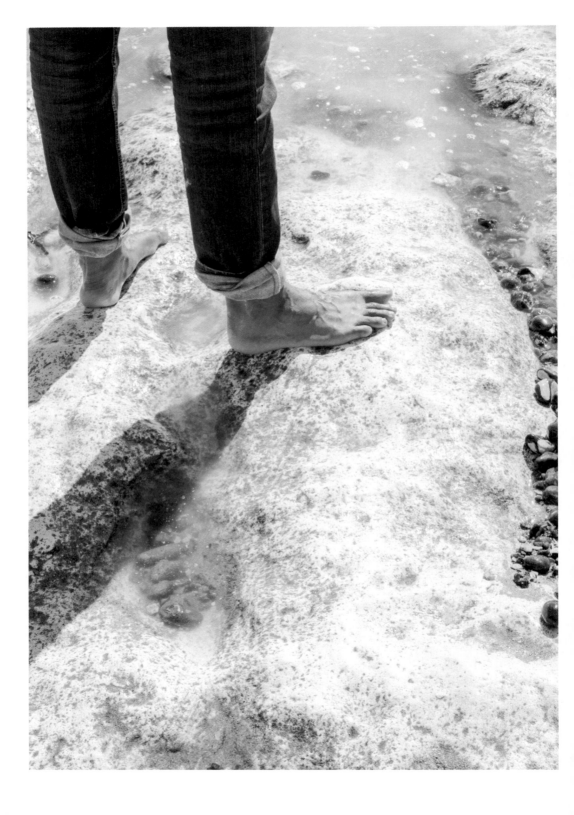

致　谢

THE FOUR PILLAR PLAN

如果没有这些了不起的人的帮助和支持，我根本就不可能完成这样一个项目。因此，如果我没有在下面提到您的姓名，还请原谅我的疏忽，但我必须向您致以最诚恳的歉意，这确实是我的无意疏漏。

爸爸，自从你离开这个世界以后，发生了如此之多不可思议的事情，我相信，这些事情肯定会让您感到无比自豪。在我也成为父亲之后，我才深深地感受到您的伟大，也让我对您有了更清晰的认识，也更加怀念您为我们所付出的一切。谢谢您，父亲。

妈妈，自从我降临到这个世界的那天起，您就始终是我取之不尽、用之不竭的动力源泉。您总是给我鼓励，让我成为那个我所能做到的最优秀的人，您总是把您所能奉献的一切，无私地给予我们。感谢您义无反顾的支持、伟大无私的爱心和始终如一的信任。您让我拥有了这个世界上最宝贵的感情——同情与爱护。

维达塔（Vidhaata），你永远是我最坚实的后盾。你总能为我拨开迷雾，让我用最犀利的眼光认识生活。你的爱心、诚实和解读我内心的能力，让我不断有新的体会和新的收获。你永远赋予我信心，帮助我敢于成为真正的自己。尽管这将是一条漫长而曲折的道路，但未来注定会更加光明，更加快乐；我们才刚刚起步，一切皆有可能。

感谢我的孩子们，你们每一天都让我有新的体验、新的经历和新的收获。你们向我展示了活在当下的快乐和回归质朴的愉悦。感谢你们一丝不苟地记下我说过的每一句话，让我随时牢记生活中最重要的事情。我希望这本书也会让你们感到骄傲，更希望它能帮助你们拥有一个更幸福、更健康的世界，伴随着你们茁壮成长。

达达（Dada），很幸运有你这样一个哥哥，没有你，我将难以体验到生命的价值和人生的幸福。你是我最贴心、最信赖的兄长，你是任何人都梦想拥有的这样一个兄长。你是我永远都可以依赖的人，你的存在对我意义非凡。你似乎永远都站在我的身边，不管我需要什么，也不管是什么时候。你让我感到无比自豪。

雀塔娜（Chetana）和迪尼斯（Dinesh），我有幸遇到这对新婚夫妇，你们把我当作自己的家人，毫无保留地接纳我。感谢你们给予我的爱、友谊和支持。

阿扬（Ayan），你就像我的兄弟一样。感谢你“随叫随到”式的帮助。你总是用兄弟般的手臂守护着我，使我的人生旅途更轻松，也更有趣。能再度和你联手真的是一件无比快乐的事。

杰里米（Jeremy），感谢你成为我可以永远信赖的支持者，无论是你给我的建议、帮助我完成的工作，还是在生活上带给我的乐趣，你的声音永远是我期待的。我很幸运有你这样一个朋友。

迈克（Mike），言语永远都无法表达我对你的感激之情。你慷慨无私、义无反顾的支持和指导以及细致入微的校对，为这本书增添了一份色彩，但最重要的是，我要感谢你的这份友谊。

卢克（Luke），感谢你的创意以及你对本书的细致校对。你永远是我最真挚的朋友。

史蒂夫（Steve）、卡伦（Carron）和阿什利（Ashley），感谢你们给我的无条件的友谊和支持。

安东尼（Antony），感谢你为本书出版发行进行的沟通和联系。

詹姆斯·马斯克尔（James Maskell），感谢你一直以来的帮助以及为本书开展的宣传工作，很荣幸能成为你的密友和伙伴。

加里（Gary），感谢你为本书所做出的贡献。我知道这是一个有趣的过程，因为它会让很多人受益。

艾尔（Al），感谢你的慷慨帮助和真诚教诲。

感谢威尔·弗朗西斯（Will Francis）和威尔·斯托尔（Will Storr），感谢你们为本书提供的创造性投入。

此外，我还要特别感谢博比·查特吉（Bobby Chatterjee）、菲利普·麦凯布（Philip McCabe）、丹尼尔·布莱森（Daniel Bryson）、乔迪·霍基（Jodie Hawkey）、菲尔·克雷斯韦尔（Phil Creswell）、马克·沃恩（Mark Warnes）、萨尔巴尼（Sarbani）、克莱尔·穆尔（Clare Moore）、克莱尔·加丁（Claire Gardin）、艾丹·塔兰·琼斯（Aidan Tarran-Jones）、詹姆斯·阿克顿（James Acton）、德鲁·普罗希特（Dhru Purohit）、达拉斯·哈特维格（Dallas Hartwig）、凯利·布罗根（Kelly Brogan）、马克·海曼（Mark Hyman）、达里尔·爱德华兹（Darryl Edwards）、克里斯蒂安·普拉特（Christian Plat）、查尔斯·波利奎因（Charles Poliquin）、萨奇南达·潘达（Satchinanda Panda）、戴尔·布

雷德森（Dale Bredesen）、贝尼斯·休姆（Bernice Hulme）、苏菲·劳里莫尔（Sophie Laurimore）以及我的资料收集团队。

感谢约翰和苏珊，是你们帮助我实现了梦想。

感谢企鹅出版集团，感谢你们对我一如既往的信任和支持。特别感谢维尼夏（Venetia）、埃米丽（Emily）、莎拉（Sarah）、艾玛（Emma）、茱莉娅（Julia）、伊莎贝尔（Isabel）和乔西（Josie）。

最后，我还要对我所有的患者说一声谢谢，你们教给我的知识，远比我以前学到的还要多——真诚地谢谢你们！